全国高等职业院校临床医学专业第二轮教材

U0746270

# 医患沟通

（供临床医学、预防医学、口腔医学、药学、药品经营与管理等专业用）

主　编　王　宁　付晓娟

副主编　任晓燕　李　磊

编　者　（以姓氏笔画为序）

王　宁（漯河医学高等专科学校）

王浩然（漯河医学高等专科学校第一附属医院）

付晓娟（重庆医药高等专科学校）

任晓燕（淮南联合大学）

李　磊（山西省人民医院）

杨　帆（重庆希尔安药业有限公司）

杨韵菲（重庆医药高等专科学校）

张铭洋（锡林郭勒职业学院）

徐　一（重庆医药高等专科学校）

蔡弘扬（漯河医学高等专科学校）

中国健康传媒集团

中国医药科技出版社

# 内 容 提 要

本教材是"全国高等职业院校临床医学专业第二轮教材"之一，根据临床医学、预防医学、口腔医学、药学、药品经营与管理专业人才培养目标，融合学生就业岗位职业素质和职业能力需求和课程特点编写而成。本教材分为5章，包括绪论、医患沟通基础和原理、医患沟通的交流技巧、临床各科室的医患沟通实践、其他医疗服务中的医患沟通实践。每章设有"学习目标""情境导入""素质提升""目标检测""本章小结"等模块。本教材设有丰富的课堂案例并附有案例解析，具有贴近临床、适用性强等特点。本教材为书网融合教材，即纸质教材有机融合电子教材、教学配套资源、题库系统、数字化教学服务（在线教学、在线作业、在线考试），使教学资源更加多元化、立体化。

本教材主要适用于全国高等职业院校临床医学、预防医学、口腔医学、药学、药品经营与管理等专业用，也可作为医护工作者开展临床医患沟通实践时的参考资料和案头书。

## 图书在版编目（CIP）数据

医患沟通/王宁，付晓娟主编 . —北京：中国医药科技出版社，2023.8

全国高等职业院校临床医学专业第二轮教材

ISBN 978 - 7 - 5214 - 3555 - 9

Ⅰ.①医⋯  Ⅱ.①王⋯ ②付⋯  Ⅲ.①医药卫生人员 - 人际关系学 - 高等职业教育 - 教材  Ⅳ.①R192

中国国家版本馆 CIP 数据核字（2023）第 114731 号

美术编辑　陈君杞

版式设计　友全图文

| | |
|---|---|
| 出版 | **中国健康传媒集团** \| 中国医药科技出版社 |
| 地址 | 北京市海淀区文慧园北路甲 22 号 |
| 邮编 | 100082 |
| 电话 | 发行：010 - 62227427　邮购：010 - 62236938 |
| 网址 | www.cmstp.com |
| 规格 | 889mm×1194mm $\frac{1}{16}$ |
| 印张 | 5 $\frac{3}{4}$ |
| 字数 | 161 千字 |
| 版次 | 2023 年 8 月第 1 版 |
| 印次 | 2023 年 8 月第 1 次印刷 |
| 印刷 | 北京盛通印刷股份有限公司 |
| 经销 | 全国各地新华书店 |
| 书号 | ISBN 978 - 7 - 5214 - 3555 - 9 |
| 定价 | 39.00 元 |

获取新书信息、投稿、为图书纠错，请扫码联系我们。

# 出版说明

为贯彻落实《国家职业教育改革实施方案》《职业教育提质培优行动计划（2020—2023年）》《关于推动现代职业教育高质量发展的意见》等有关文件精神，不断推动职业教育教学改革，对标国家健康战略、对接医药市场需求、服务健康产业转型升级，支撑高质量现代职业教育体系发展的需要，中国医药科技出版社在教育部、国家药品监督管理局的领导下，在本套教材建设指导委员会主任委员厦门医学院王斌教授，以及长春医学高等专科学校、江苏医药职业学院、江苏护理职业学院、益阳医学高等专科学校、山东医学高等专科学校、遵义医学高等专科学校、长沙卫生职业学院、重庆医药高等专科学校、重庆三峡医药高等专科学校、漯河医学高等专科学校、辽宁医药职业学院、承德护理职业学院、楚雄医药高等专科学校等副主任委员单位的指导和顶层设计下，通过走访主要院校对2018年出版的"全国高职高专院校临床医学专业'十三五'规划教材"进行了广泛征求意见，有针对性地制定了第二版教材的出版方案，旨在赋予再版教材以下特点。

### 1. 强化课程思政，体现立德树人

坚决把立德树人贯穿、落实到教材建设全过程的各方面、各环节。教材编写应将价值塑造、知识传授和能力培养三者融为一体，在教材专业内容中渗透我国医疗卫生事业人才培养需要的有温度、有情怀的职业素养要求，着重体现加强救死扶伤的道术、心中有爱的仁术、知识扎实的学术、本领过硬的技术、方法科学的艺术的教育，为人民培养医德高尚、医术精湛的健康守护者。

### 2. 体现职教精神，突出必需够用

教材编写坚持现代职教改革方向，体现高职教育特点，根据《高等职业学校专业教学标准》《职业教育专业目录（2021）》要求，以人才培养目标为依据，以岗位需求为导向，进一步优化精简内容，落实必需够用原则，以培养满足岗位需求、教学需求和社会需求的高素质技能型人才准确定位教材。

### 3. 坚持工学结合，注重德技并修

本套教材融入行业人员参与编写，强化以岗位需求为导向的理实教学，注重理论知识与岗位需求相结合，对接职业标准和岗位要求。在教材正文适当插入临床案例，起到边读边想、边读边悟、边读边练，做到理论与临床相关岗位相结合，强化培养学生临床思维能力和操作能力。

### 4. 体现行业发展，更新教材内容

教材建设要根据行业发展要求调整结构、更新内容。构建教材内容应紧密结合当前临床实际要求，注重吸收临床新技术、新方法、新材料，体现教材的先进性。体现临床程序贯穿于教学的全过程，培养学生的整体临床意识；体现国家相关执业资格考试的有关新精神、新动向和新要求；满足以学生为中心而开展的各种教学方法的需要，充分发挥学生的主观能动性。

### 5. 建设立体教材，丰富教学资源

依托"医药大学堂"在线学习平台搭建与教材配套的数字化资源（数字教材、教学课件、图片、视频、动画及练习题等），丰富多样化、立体化教学资源，并提升教学手段，促进师生互动，满足教学管理需要，为提高教育教学水平和质量提供支撑。

本套教材凝聚了全国高等职业院校教育工作者的集体智慧，体现了凝心聚力、精益求精的工作作风，谨此向有关单位和个人致以衷心的感谢！

尽管所有参与者尽心竭力、字斟句酌，教材仍然有进一步提升的空间，敬请广大师生提出宝贵意见，以便不断修订完善！

# 数字化教材编委会

主　编　王　宁　付晓娟

副主编　任晓燕　李　磊

编　者　（以姓氏笔画为序）

王　宁（漯河医学高等专科学校）

王浩然（漯河医学高等专科学校第一附属医院）

付晓娟（重庆医药高等专科学校）

任晓燕（淮南联合大学）

李　磊（山西省人民医院）

杨　帆（重庆希尔安药业有限公司）

杨韵菲（重庆医药高等专科学校）

张铭洋（锡林郭勒职业学院）

徐　一（重庆医药高等专科学校）

蔡弘扬（漯河医学高等专科学校）

# 前言 PREFACE

医患沟通是医疗卫生领域中的重要实践活动，对我国和谐社会的建设与医疗事业的发展有着至关重要的影响。自 20 世纪 90 年代以来，我国医患关系发生了巨大的变化，医患矛盾客观存在，通过医患沟通课程的学习，临床医护、医药工作者能在临床实践前掌握医患沟通的知识和技能，能在临床实践时开展"以病人为中心"的良好医患沟通，共建医患互信、和谐健康的医疗环境。

本教材在编写过程中充分体现了现代高等职业教育的发展理念。本教材内容和结构合理精炼，注重对学生职业素质、工匠精神、创新意识和创业能力的培养，注重思政理念的融入；结合医药行业发展和医患沟通实践岗位的需求，坚持以职业能力培养为根本、以岗位需求为导向、以增强学生"以病人为中心"的医患沟通能力为核心、以"需用为准、够用为度、实用为先"为原则。本教材适合临床医学、预防医学、口腔医学、药学、药品经营与管理等专业使用。

本教材的主要内容及特点如下。

第一，教材内容选取侧重医患沟通知识的实用性。本教材以技能培养为目标，突出医患沟通特殊性，紧跟行业领域的发展趋势，使学生能逐步了解岗位工作特点与职责、掌握岗位工作理论知识与实践技能。

第二，教材模式设计采用"模块框架"。本教材围绕临床医患沟通岗位工作任务展开。内容包括医患沟通绪论、医患沟通基础和原理、医患沟通的交流技巧、临床各科室的医患沟通实践和其他医疗服务中的医患沟通实践。每章设有"学习目标""情境导入""素质提升""课堂案例""目标检测"等，采用真实的医患沟通的实际案例引导学生正确认识岗位，着力培养学生实践能力。

第三，本教材是书网融合教材。即纸质教材有机融合电子教材、教学配套资源（PPT、微课、视频、图片等）、题库系统、数字化教学服务（在线教学、在线作业、在线考试），使教学资源更加多元化、立体化，从广度和深度上拓展纸质教材的内容，表现出"教材内容与教学资源一体化""教材编写与课程开发一体化""教学与学习过程一体化""线下与线上学习一体化"的特色。

第四，教材编写团队的组建，坚持校院企结合。特别邀请医疗机构、医药企业中具有丰富实践经验的专家参与编写工作，确保教材体系和内容更贴近一线岗位需求。

本书内容分为纸质文稿、数字资源两部分。全书由王宁、付晓娟拟定编写大纲并负责全书统稿。编委编写分工：第一章医患沟通绪论，由任晓燕、张铭洋编写；第二章医患沟通基础与原理，由杨韵菲编写；第三章医患沟通的交流技巧，由付晓娟编写；第四章临床各科室的医患沟通实践，由李磊、王浩然、杨帆编写；第五章其他医疗服务中的医患沟通实践，由徐一、蔡弘扬编写。

本书在编写过程中，得到各参编单位的大力支持，在此表示诚挚的感谢！此外，本书编写中参阅了大量的文献资料，在此对原作者表示深深的敬意和诚挚的谢意！

全体编委希望本次出版的《医患沟通》能够成为全国高等职业教育学生学习的好教材、教师教学的好帮手，并致力于成为临床医护、医药工作者开展临床医患沟通实践时一本有参考价值的案头书！

由于受编写人员水平所限，教材中难免存在不足之处，敬请各位同行专家、学者、广大学生和读者朋友们批评指正。

编　者
2023 年 7 月

CONTENTS 目录

1　第一章　医患沟通绪论

1　第一节　医患沟通基本概念

1　一、医患沟通的含义

2　二、医患沟通的背景与意义

3　三、医患沟通的宗旨与理念

4　第二节　医患沟通的对象与内容

4　一、医患沟通的对象

5　二、医患沟通的内容

5　三、医患沟通的学科任务

6　第三节　医患沟通的价值与意义

6　一、医患关系现状

6　二、医患矛盾的主要原因

7　三、医患沟通对建立良好医患关系的重要性

8　四、良好医患关系的建立原则

9　第四节　医患沟通与各学科的关系

12　第二章　医患沟通基础和原理

12　第一节　医患沟通的基础

12　一、医患沟通的心理学基础

16　二、医患沟通的伦理学基础

17　三、医患沟通的法学基础

20　第二节　医患沟通的原理

20　一、人际沟通的概念

21　二、人际沟通的基本原则

21　三、影响沟通的个人因素

22　四、医患沟通的基本原则

23　五、医患沟通的一般方法

27　第三章　医患沟通的交流技巧

27　第一节　医患沟通的语言交流技巧

27　一、语法类交流技巧

30　二、功能类交流技巧

38　三、通俗类交流技巧

40　四、语音交流技巧

41　第二节　医患沟通的非语言交流技巧

41　一、非语言交流概述

41　二、非语言交流的技巧

47　第四章　临床各科室的医患沟通实践

47　第一节　内科的医患沟通实践

48　一、内科住院患者的特点

48　二、内科医患沟通过程

49　三、内科常见问题的医患沟通实践

51　第二节　外科的医患沟通实践

51　一、外科住院患者的特点

52　二、外科医患沟通过程

53　三、外科常见问题的医患沟通实践

55　第三节　儿科的医患沟通技巧

55　一、患儿家属的心理特征

56　二、儿科常见问题的医患沟通实践

57　第四节　妇产科的医患沟通实践

58　一、妇产科疾病的特点

58　二、妇产科患者的心理特点

58　三、妇产科常见问题的医患沟通实践

59　第五节　急诊科的医患沟通实践

59　一、急诊科医患沟通现状及问题

60　二、急诊科患者及其家属的心理特点

60　三、急诊科医患沟通技巧

60　四、急诊科常见问题的医患沟通实践

61　第六节　康复科的医患沟通实践

61　一、康复科常见医患沟通现状及问题

62　二、康复科患者及其家属的心理特点

62　三、康复科医患沟通技巧

62　四、康复科常见问题的医患沟通实践

63　第七节　感染科的医患沟通实践

63　一、感染科医患沟通现状及问题

63　二、感染科患者及其家属的心理特点

64　三、感染科医患沟通技巧

64　四、感染科常见问题的医患沟通实践

68　第五章　其他医疗服务中的医患沟通实践

68　第一节　医疗保险沟通的要素

69　一、医疗保险沟通信息要素

71　二、医疗保险沟通情感要素

72　第二节　医疗保险沟通的影响因素

72　一、医保政策差异因素

72　二、医务人员能力因素

73　三、患者自身因素

73　第三节　社区卫生服务与医患沟通实践

73　一、社区卫生服务相关概念

74　二、社区卫生服务的特点

74　三、社区卫生服务中医患沟通常用技巧

76　第四节　客观结构化临床考试与医患沟通技能考核

76　一、客观结构化临床考试概述

77　二、客观结构化临床考试应试沟通原则与技巧

81　参考文献

# 第一章　医患沟通绪论

## ◎ 学习目标

1. 通过本章学习，重点掌握医患沟通的基本概念、研究对象与内容。
2. 了解医患沟通与医患关系的现状及重要性，医患沟通的学科关系。
3. 学会分析医患矛盾的主要原因，具有建立良好医患关系的基本能力。

## ≫ 情境导入

**情境描述**　春节期间患者依然特别多，医生对每个患者都耐心询问病情，进行必要的辅助检查，详细解释病情，制订治疗方案，交代注意事项，忙碌而仔细。一对步履蹒跚的老夫妻走进诊室，多次的接触已经让他们成为了朋友。医生认真地看着诊断报告，结合自己多年的临床经验，感觉老爷子这次症状比以前严重些，于是就多调配了几种药，价格贵一些，五天的药量费用总计 65.47 元。她感觉对于老人来说这些药的费用可能高一些，于是就给他们解释说："大爷，这次拿的药多一些，价格会有些高，要六十多，您们二老嫌贵不？"老爷子抢先说："不贵不贵，一点儿也不贵，来找您看病好几次了，花费不高，效果却很好，我就认您的医术了，不论是看病拿药还是做检查，我都放心！"

一句"我都放心"是得到患者的肯定和信任的体现！

**讨论**　1. 根据上述案例分析如何保持良好的医患关系？
　　　　2. 根据以上案例，结合实际情况，分析医患关系的现状和解决办法？

## 第一节　医患沟通基本概念 📱微课 1

医学或医疗活动在人们的社会中所起的影响力越来越大。逐渐成为左右人们社会生活巨大的力量。从古至今，医生或药师都为人们健康而努力。诸如华佗、孙思邈、李时珍等中国古代名医，早已超越时空，成为道德、健康、生命的象征。但近年来，我国医患关系却被异化，医疗纠纷事件增多，医患之间出现了信任危机，医患关系已经成为社会焦点问题、热点问题。医患沟通在医患关系中尤为重要。

### 一、医患沟通的含义

医：狭义上指医疗机构中的医务人员；广义上指全体医务人员、卫生管理人员及医疗卫生机构，还包括医学教育工作者。患：狭义上指患者和其家属及相关利益人；广义上指除"医"以外的社会人群。在我国社会环境下，广义的患者概念更有利于医患关系和谐。沟通：指人们分享信息、思想和情感的过程。不是通常说的"交流"，也不是单纯的"技巧"，是人与人之间、人与群体之间思想与感情传递和反馈的过程，目的在于达成思想的一致和感情的通畅。其核心是人与人的相互理解和信任。例如，在临床上告知病情时，怎样告诉患者"坏消息"就是一种沟通艺术。

医患沟通：在医疗卫生和保健工作中，医患双方围绕诊疗、服务、健康、心理和社会等相关因素，以患者为中心、以医方为主导，将医学与人文相结合，实现医患双方全方位、多途径信息交流的目的，使医患双方形成共识并建立信任合作关系，指引医务人员为患者提供优质的医疗服务，从而达到维护健康、促进医学发展的目的。

"不学诗，何以言；不学礼，何以立"。一方面，医患问题是对人的尊重，是医患关系的第一个层次，即社会人之间人与人的关系；另一方面，在医患关系的第二个层次中，这是求助者与被求助者、服务者与被服务者、专业人员与非专业人员之间的职业关系。恰当的沟通是把患者看成完整的"人"的表现。主动了解患者的生活、喜怒哀乐和价值倾向，尊重患者的自主性和知情同意。学习医患沟通的目的在于更好地了解患者这个"人"，建立起医患双方良好的信任与合作关系。在良好沟通的前提下将医学知识和技能用于临床，和患者共同面对和处理身心方面的疾病问题，从而达到改善患者治疗结局，保证患者良好就医体验以及维持良好医患关系的目的。

## 二、医患沟通的背景与意义

### （一）传统医患沟通

在我国传统文化背景下，我国医患沟通具有很多优良的传统特色。《尚书·泰誓》中说："惟天地万物之母；惟人万物之灵。"《孝经》中则借孔子的名义说："天地之性人为贵。"古人在医患沟通中强调医者应尊重、关心患者，想患者之所想，以解除患者疾苦为己任。如《医灯续焰·医范》说："病情之来历，用药之权衡，皆当据实晓告，使之安心调理。不可诿轻为重，不可诳重为轻。即有不讳，亦须委曲明谕。病未剧，则宽以慰之，使安心调理。病既剧，则示以全归之道，使心意泰然。"这充分体现了我国古人在医患沟通中的大智慧。

💡 素质提升

#### 医乃仁术，德医并重

唐代著名医家孙思邈在《备急千金要方·大医精诚》中言到："凡大医治病，必当安神定志，无欲无求，先发大慈恻隐之心，誓愿普救含灵之苦。若有疾厄来求救者，不得问其贵贱贫富，长幼妍媸，怨亲善友，华夷愚智，普同一等，皆如至亲之想，亦不得瞻前顾后，自虑吉凶，护惜身命。见彼苦恼，若己有之，深心凄怆，勿避险巇、昼夜、寒暑、饥渴、疲劳，一心赴救，无作功夫形迹之心。如此可为苍生大医，反此则是含灵巨贼。"清代名医吴鞠通在《医医病书》中说："天下万事，莫不成于才，莫不统一德，无才固不足以成德，无德以统才，则才为跋扈之才，实则以败，断无以成。"近代名医冉雪峰谓："士先曰识而后文章，医先品德而后学问。"上述所论的"仁爱救人""以德立医""普同一等"均体现了医患平等、医德为先的核心理念。在"医乃仁术""德医并重"价值取向的指导下，重视与患者建立友好、信任的关系，把尊重患者、平等待人、专注病情、体贴关爱作为"医"义不容辞的责任与义务，从而明确了医务人员在接诊中与患者沟通时应遵守的基本道德规范。

### （二）现代医患沟通

20世纪90年代中后期，我国步入市场经济，经济快速发展，人民开始走向富裕和文明之路。医疗机构进入市场经济环境之中，医方的思想观念和职业行为随之改变。在"救死扶伤"的人道主义精神指引下生存和发展。医患"天然盟友"的传统关系受到撼动，医患关系被异化为消费关系。

医学的价值不仅是治愈疾病，还应包括安慰和帮助患者。医学不仅是技术的产物，同时也是情感的产物；行医不是一种交易，而是一种使命。为了使医患关系回归本位，医患沟通尤为重要。

2012 年 7 月《医疗机构从业人员行为规范》公布，提出了医疗机构从业人员应以人为本、尊重患者知情同意权、加强与患者的沟通。"没有全民健康，就没有全面小康。要把人民健康放在优先发展战略地位"让人民群众有更多健康的获得感。因此和谐医患关系是医疗卫生行业非常重要的工作目标。2018 年 6 月国务院第 13 次常务会议通过《医疗纠纷预防和处理条例》，将医疗纠纷预防和处理工作全面纳入法治化轨道，保护医患双方合法权益，维护医疗秩序，保障医疗安全。

实现现代医药服务模式，需要观念、思维、知识、技能都过硬的医疗卫生人才。我国医学教育培养模式也正在从单纯对生物医学知识和技能的培养，到逐步重视对人文素养和实践能力的培养转变。如何培养更适合现代医药模式的优秀医药人才需要不断探索。医患沟通的实践与研究为新型医药人才的培养提供了一条很有价值的途径。

### （三）医患沟通的意义

**1. 医患沟通是医学发展的需要**　良好的医患沟通保证了所获取的医学信息的准确可靠性和所制订治疗方案的科学性，是医学发展的基本前提。

**2. 医患沟通是医学诊断的需要**　疾病诊断的前提是对患者疾病起因、发展过程的了解，病史采集和体格检查就是与患者沟通和交流的过程。这一过程的质量，决定了病史采集的可靠程度和体格检查的可信度，在一定意义上决定了疾病诊断的准确性。

**3. 医患沟通是临床治疗的需要**　医疗活动必须由医患双方共同参与完成。有效的临床治疗必须建立在良好的医患沟通的基础上。

**4. 医患沟通是医学人文精神的需要**　医患沟通体现了医疗活动中的人文精神。有效的医患沟通可以避免医患关系的简单化、唯技术化和医学目的的功利化。社会 - 心理 - 生理医学模式的建立和发展，是医学人文精神的回归。新型医学模式使医患沟通比以往任何时候更显得重要。

**5. 医患沟通是减少纠纷的需要**　医患相互交流沟通不够，使患者对医疗服务内容和方式的理解与医务人员不一致，进而信任感降低，导致医疗纠纷。加强医患沟通，能有效地了解患者的需求，能有效减少医疗纠纷。

## 三、医患沟通的宗旨与理念

### （一）医患沟通的宗旨

医患沟通最根本的宗旨是"以人为本"，体现了社会发展的需要。人们不仅需要优秀的医疗技术服务，还需要得到心理上的关怀、尊重。"以人为本"顺应了现代医学模式的转变，同时也对医疗服务提出了更高要求，即尽最大努力满足患者的需要，给患者更多的人文关怀，以患者至上，以患者为中心。

医患沟通的主体是人。医务人员应树立"以人为中心，一切为了人的生命安全和健康"的宗旨，不断增强沟通意识，充分认识到做好医患沟通的重要性。良好的医患沟通有利于帮助患者掌握必要的健康知识，增强信心，配合治疗，有利于提高患者对医疗工作的满意度。在医患沟通中医务人员应摆正与患者的关系。在医疗工作中不仅要关心患者的身体疾病，还要关心患者的心理、社会、环境、技术等影响身心健康的各种因素，以患者的需求为服务导向，尽力帮助患者解决问题。

### （二）医患沟通的理念

**1. 医学人文精神**　医学必须具备人文精神才能真正造福人类。医护人员必须熟练掌握诊疗技术，具备良好的人文素养，全面了解、关注患者的身心状况和社会处境，才能真正帮助患者摆脱病痛的折磨。中国传统的人文精神起源于儒家的"仁爱"思想。医家忧民忧伤的道德情怀，同儒家的"仁以为己任"的追求是完全一致的。在实践方面，医家以"诚"作为敬业精神的核心和职业规范的总纲领。

随着生物医学科技的飞速发展，涉及人类生命、生命过程和生命质量的医德新课题产生，从而形成了近现代医学人文精神的原则。近现代医学人文精神不以功利论为特征，而是将人权论和公益论相结合，这是近现代医学伦理学的理论基础，也是医德论的核心。近现代医学人文精神强调要考虑广大社会人群的健康利益，考虑社会效益和经济效益的统一，要求医务人员要有同情心和人文精神，重视人的价值和生命的尊严，强调人的权利和尊严，从社会和人类利益出发，主张在医疗卫生事业中合理分配卫生资源，以公正态度将对患者的责任同对他人、社会和后代的责任统一起来。

医学人文精神是一种特殊的社会意识形态。在医学发展中，人文精神的内容也在不断发展变化和完善。医学人文精神的核心是尊重一切与医疗有关的人的价值。尊重不只是认识和情感，还表现在现实行为。其核心内容包括尊重患者的生命及价值，尊重患者的人格与尊严以及平等的医疗与健康权利，注重对社会利益及人类健康利益的维护，社会及患者对医院及医务人员利益和价值的尊重和肯定，医院及医务人员对自我价值的肯定和自身正当利益的维护。可以看出，医学人文思想和内容贯穿于医学的整体，包括医患双方的认识、行为和结果。医学人文精神是对在医疗行为中的双方的价值和利益的相互尊重，是对社会利益、人类健康利益的共同维护。

**2. 以人为本的思想** 医学人文关怀的本质是以人为本的生命价值观，主要体现在以下两个方面。一是以患者为中心，医生因患者而存在，想患者之所想，急患者之所急，树立全心全意为患者服务的宗旨。二是治病时既见病又见人，对患者要有一个整体观念，治病服务于人，治病是为了救人。坚持以患者为中心，从患者的需求出发，规范医疗活动，提供真正的人性化服务，体现以人为本。

医务人员应树立"救死扶伤、忠于职守，爱岗敬业、满腔热忱，开拓进取、精益求精，乐于奉献、文明行医"的行业风尚。人无德不立，医生犹然。古语说："医者，仁术也。"意思是说，作为医务人员，要有一颗仁慈、奉献的心。随着医疗卫生事业与社会主义市场经济的接轨，医院部分医务人员的敬业精神有待提高。随着医疗卫生事业的不断发展，医务工作者也应努力提高自己的医疗技术水平，时刻牢记为患者服务的奉献精神。积极主动维护患者的利益，和医疗卫生行业的形象。心系患者的病情，增加自己的责任心、事业心和同情心，自觉实行人性化服务，用精湛的医术、高尚的医德和良好的医风做到对患者诚挚热忱，对工作认真负责，对技术精益求精。医院应倡导"悬壶济世、救死扶伤""全心全意为病员服务"等理念，加强医德医风建设，发扬敬业和奉献精神。

💡 **素质提升**

**关爱患者，从实际出发**

"心中有患者"这是某中医医院对每一位医务人员的要求，坚持"用爱呵护生命健康，用心塑造医院形象"，以患者为中心，在不断提高医疗技术和医疗服务的同时，把患者的需求放在首位，注重与患者的情感交流及患者心理需求，从细节入手，用实际行动，使患者在轻松、舒适的状态下愉快接受优质规范的治疗，真正将以人为本、关爱患者落到了实处。

# 第二节　医患沟通的对象与内容 📱微课2

## 一、医患沟通的对象

医患沟通的对象是医者、患者及相关因素。医者和患者是沟通中不同角色、不同利益的两个主体，既有各自的影响因素，又有共同的制约条件。因此，医患沟通要重点了解医者和患者的个性特征，寻找保持和谐医患关系共同规律。

## 二、医患沟通的内容

医患沟通是以医学、人文社会学科及相关学科理论为指导，研究现代医学与医患关系的客观实际和变化规律。内容由三部分组成：一是医患沟通的基础及原理。由哲学、政治经济学、医学、社会学（社会医学）、伦理学（医学伦理学）、心理学（医学心理学和社会心理学）、法学（医学法学）、人际沟通原理等理论体系中涉及人主体和人际关系的理论组成；二是医患沟通技巧，包括语言技巧和非语言技巧；三是医患沟通的分类（科）原则和方法经验、技巧等。

**1. 医患沟通在医学中的地位和作用** 医患沟通是整个医疗过程中非常重要的环节。加强医患沟通可以增加患者对医务人员及院方的信任，增加医生与患者之间的信息交流，使医患双方相互理解，增强患者战胜疾病的信心和决心，取得患者最大程度的密切配合和理解，化解大部分医疗纠纷。

**2. 医患沟通在医患关系中的应用** 医患沟通还要厘清现代医患关系在政治、经济、法律、卫生政策、文化、教育、社会心理、行为生活方式等背景下的实际情况，透过现象看本质，把握医患关系中各因素的内在联系，抓住主要矛盾，有的放矢地解决医患矛盾中的根本问题。

**3. 医患沟通的一般规律** 在明确医患关系的基础上，应全面地找出阻碍医患沟通的各种原因并采用多种方式加以细致分析，找到医患双方共享利益的双赢规律，用以指导医患沟通的临床实践。

临床工作中，医务人员会发现，不同的疾病、不同的性别和年龄、不同的患者等在医患沟通中都会有其特殊性。就如医生诊治同一种疾病，对不同的患者会采用不同的治疗方案一样。从一定意义上说，医患沟通就是一种特殊的整体治疗方案。因此，在医患沟通一般规律的指导下，医务人员和卫生管理人员需特别注意从实践中探索新方法、总结新经验、形成经验型医患沟通基本模式，在医疗卫生服务的技术层面上真正实现生物－心理－社会医学模式。

## 三、医患沟通的学科任务

进入 21 世纪后，医学模式转型的社会需求日益增强。在这种大发展的特殊时期，医患沟通将为现代医学承担其应尽的责任和义务，架起医方和患方理解、信任与合作的桥梁，将重新修复医患关系。良好的医患沟通可以抚慰医患双方受伤的情感，让医患双方携手共进，和谐共存，一同克服疾病带来的痛苦，享受身心健康带来的美好人生。

**1. 确立新理念** 将医学科技与人文言行结合，确立医患沟通在现代医学中的重要地位，肯定其积极作用。从经济发展和社会进步的现实出发，站在人类共同利益的高度，转变传统生物医学的思维方式，树立新的医患和谐相处、诚信沟通的医患关系理念。

**2. 构建新机制** 医患沟通要从法律、政策、医疗卫生服务管理机制和医疗技术规范制度等方面共同营选医方与患方相互理解、信任合作的人文环境，构建医患理性沟通的长久性基础构架。

**3. 实现新模式** 在医疗卫生服务工作中，医患沟通要根据不同个体的不同疾病状况，结合各有特色的人文关怀服务方式，形成医患沟通新模式。

**4. 培养新人才** 医患沟通要为医药教育适应现代大医疗模式的实现，填充必需的教学内容，更新医学人才培养模式，培养出具有人文精神的优秀医疗卫生人才。通过学习医患沟通课程，让工作在一线的医务人员也能提升其人文素质和沟通能力。

**5. 探究诸多现实课题** 医患沟通在助力"健康中国"战略中的作用、医患沟通在推进全民健康生活方式中的作用、医患沟通在临床诊断中的地位与作用、医患沟通在治疗各种疾病中的具体应用、医患沟通在优化服务质量中的应用，以及医务人员哪些言行会影响患者康复、影响医务人员沟通能力的分析与对策、医疗机构要制订怎样的医患沟通制度等课题，均为临床实践中值得思考和深入探索的现实课题。

### 课堂案例

**案例 1-1**

| 患者的心理活动 | 医生的心理活动 |
|---|---|
| "他（医生）不知道如何用非专业的话来表达，因此我只好让他不停地讲下去，直到我能明白。" | "现代医学所能解决的问题是有限的。" |
| | "到医院看病是要承担风险的。" |
| "我想向他提问，但他好像总背对着我们，我不明白为什么会这样，我想他一点也不关心我们。" | "医生无法解决一切问题，特别是社会问题。" |
| | "医生的实践充满风险，成功与失败之间只有一步之遥。" |
| "我愿意知道真相，但我仍愿意医生说'我们会尽力，世界上确有奇迹发生'。" | "我尽量少说、慎说，以免产生不必要的纠纷和麻烦。" |

案例解析

**案例讨论** 根据医患角色的心理活动认识医患沟通的重要性。

# 第三节 医患沟通的价值与意义

医患关系是指医方与患方之间的关系。现代医学的高度发展更加扩充了这一概念的内涵，医方已由单纯的医务人员扩展为参与医疗活动的全体机构和人员；患方也由单纯的求医者扩展为与求医者相关的每一种社会关系。

## 一、医患关系现状

医患之间缺乏信任和理解。患者认为"看病难、看病贵。"医生认为自己的合法权益不能得到保护。日趋紧张的医患关系严重冲击着医疗服务市场，造成医务人员流失的现象。

## 二、医患矛盾的主要原因

### （一）政策环境原因

目前我国医疗资源分布不均衡，大城市和大医院占有高度集中的医疗资源，技术水平高，医疗技术好，人才集中。大多数患者更倾向于到资源好，条件好的地区就医，造成"看病难、看病贵"的现象。同时因时间、资源有限，患者又认为自己没有得到全面的检查、治疗服务，主观体验未能达到预期，容易引发医患纠纷。

我国现阶段的医保制度有待完善。我国现阶段的医保制度是以基本医保为基础，大病保险、医疗救助、商业保险为补充。自基本医保制度实施以来，有待形成统一的标准化体系，不同地区间、不同医保类别间需要实现信息的互联互通及规范的统一管理，减少患者异地就医的不便。另外，随着新医改政策的实施，医方与患方均需要一段时间的调整与适应。

我国关于医患纠纷案件解决的相关法律建设有待完善。我国需要相配套的法律法规来对医疗中出现的问题进行处理。

### （二）医方原因

医院注重程序服务，在人文关怀方面有待加强。少数医务人员职业道德水平有待提高。这些均会导致患者对医务人员的信任度降低。追究其深层原因发现，在进行医疗决策的过程中，由于知识信息的不对等，部分医务人员有待培养将患者当作合作者的意识。在这样的情况下，对于从众型人格的患者，可以快速配合医生，不会造成误会。对于独立型人格患者，情绪有时会不稳定，从而会导致医患双方不愉快，形成医患关系紧张的局面。

实际上，不论是医生还是患者，都是诊疗过程中的参与者。患者在患病期间的情绪难免低落、消极、多疑、敏感。在与医生沟通交流不足时，情绪波动就会更加显著。作为医生想要处理好医患关系，还需要自己耐心地和患者进行沟通。每个患者的学历不一样，文化水平的差异、地区的差异导致他们的理解能力不同。在这种情况下医生更应耐心有效地进行沟通。

### （三）患方原因

患者是一种特殊的社会角色，在转变为患者角色时，其行为、心理都有所变化。有些患者不能顺利完成角色转换，称为患者角色适应不良，主要包括以下内容。

**1. 角色行为缺失**　患者未进入患者角色，未意识到或者不愿意承认自己生病。如身患癌症的患者不承认自己得病。

**2. 角色行为冲突**　从健康人变为患者时，如果患者不能从平时的社会角色行为进入到患者角色，就会引起心理冲突，常呈现出焦虑不安、愤怒、烦恼等。如"工作狂"即使入院也不想停止工作。

**3. 角色行为减退**　进入患者角色后，由于一些因素重新承担起本应免除的社会角色责任。如一位生病本该住院的母亲坚持出院，去承担照料患病孩子的责任。

**4. 角色行为强化**　随着身体的康复，患者角色行为应转化为正常的社会角色行为。但是如果个体"安于"患者角色的现状，过分地对自我能力表示怀疑，表现出较强的退缩和依赖，就是角色行为强化。如已经康复的患者觉得依靠自身能力不能正常生活，拒绝出院。

**5. 角色行为异常**　患者无法承受患病的挫折和压力，对患者角色感到厌倦、悲观、绝望，多见于慢性病长期住院患者或治疗困难的患者。

患者心理的特点主要表现为主观感觉异常，情绪不稳定，如出现焦虑、恐惧等。具体可表现为患者可为小事而吵闹或抑郁哭泣，但对亲友的来访，却异常亲热、激动。具体包括以下几个方面。（1）孤独感加重。据某家医院对住院患者的调查发现主观焦虑表现占63%、客观焦虑表现占42%、孤独感占36%、不同程度绝望占31%、情绪抑郁甚至消极观念占23%。（2）自尊心增强。患者希望得到医务人员的重视或尊重，依赖性增加。人一旦生病，意志通常会减弱，被动依赖性也随之增加。（3）强烈的期待心理，急于早日康复。（4）疑虑重重，人生病后疑心会加重，自助自怜。（5）自我价值感降低，自信心降低。

患方对疾病的关注点仅侧重于疾病表象或根据表象产生的内心感受，精神很容易处于紧张恐惧的状态；而医方的关注点侧重于疾病本身，更多从医学角度或生理学角度出发，做出判断制订治疗方案。因为关注点不同，沟通如果不充分就会产生矛盾隔阂。

### （四）舆论、媒体等社会原因

媒体在构建和谐医患关系中起到舆论监督和健康知识传播等积极作用，对维持和谐医患关系，化解医患矛盾起到重要作用。因此媒体报道应客观公正，其内容设置不应刻板成见，固化医患双方角色。

## 三、医患沟通对建立良好医患关系的重要性

### （一）医患沟通是建立良好医患关系的桥梁

医学之父希波克拉底曾经说过，医生有三大宝，分别是语言、药物、手术刀。语言放第一，顾名思

义医患关系要加强语言的沟通，语言是一门艺术，我们可以运用语言来为患者减轻精神上的痛楚。良好的医患沟通有利于医疗卫生事业的健康发展，对构建和谐社会有重大的现实意义。

### （二）医患沟通是患者及家属的需要

医务人员在与患者的接触中，如何建立合理的距离关系，是医患间真诚沟通的重要环节。患者到医院看病，希望与医务人员进行平等交流，获得尊重，享有充分的知情权利。医务人员如能告之真实病情。更能赢得患者的配合及家属的支持，使治疗取得更好的效果。在用药、检查、改变治疗方案时，要根据不同的对象选择合适的方式告知，这样既尊重了患者，又拉近了医患关系，更能避免可能发生的矛盾。患者就诊时，特别渴望医务人员的关爱、体贴，对务护人员的语言、表情、动作姿态、行为方式极为关注、敏感。医务人员应注意言行，避免引起误解导致医患纠纷的产生。

### （三）医患沟通是医疗服务发展的必然趋势

医务人员加强与患者沟通交流，加强人性化服务，是医疗服务发展的必然趋势，也是医疗服务工作不可缺少的过程。在医患交流沟通过程中，医生对患者进行告知，同时了解患者还存在哪些问题和困惑；患者也通过与医生的交流沟通，明确个人疾病的诊断治疗情况，以及需要做什么检查、用什么药、有什么风险和意外、影响个人病情转归的因素、需要多少费用等信息。在医患关系中，医生拥有医学知识和技术，在诊治方案的制订和实施过程中仍居优势地位。医患沟通在医疗服务发展中具有不可替代的重要作用。

## 四、良好医患关系的建立原则

（1）建立彼此信任的关系，医务人员应主动与患者交流沟通。

（2）尊重患者的人格、信仰和文化。不以医务人员本人的价值取向评判患者的价值观和生活态度。

（3）从生理－心理－社会医学模式出发，充分理解患者的行为和情绪反应。目前患者及家属法律意识和维权意识明显提高，但医学知识有待充实；医学知识的普及有待进一步推广，患者对医疗的特殊性和风险认识不足。患者就诊后，如果治疗效果没有达到自己的预期目标，难免会误解是医方的过失，对疾病本身的因素未能充分考虑。这时医生也要学会站在患者角度想问题，这样可以让紧张的医患关系逐渐融洽。

（4）医生在诊疗过程中，要给患者充分的人文关怀。患病后的康复过程对于任何人来说都很漫长，只有与充满爱和理解的人文关怀相伴，患者才能在温馨愉快的时光里走向康复。医学是一种社会使命、一种人性和情感的表达。医患沟通，不只是对医学知识的一种信息传递过程，更是为患者的健康需要而进行的活动，沟通双方能充分有效地表达出对医疗活动的理解、意愿和要求。

（5）医患关系应只局限于求医和提供医疗帮助，不能发展任何超出范围的人际关系。

### 课堂案例

案例 1－2　患者，男性，72 岁。因脑干出血送到医院，经过及时抢救被送入该院 ICU 病房。患者家属在病房外通过窗户发现患者嘴唇干裂，认为可能缺水，于是向护士反映老人嘴干是否能给老人喂点水。护士表示患者不需要喂水，没有给出解释。医生在老人入院第一天提出让家属送藕粉对患者进行鼻饲。6 天后患者死亡。家属在办理离院手续时，值班护士送来了一袋未拆开的藕粉及一张每日缴费清单。家属的情绪彻底失控，召集家属围堵医院。

调解员及时联系家属，陪同家属到医院 ICU 查看，使家属明白上呼吸机的患者，嘴唇干裂并非与缺水有关。

医生解释，未开包装的藕粉是因为病区内有多名不能自主进食的患者，这些患者都需通过鼻饲进食，每家家属送来的都是一样的藕粉，护士为了方便，集中拆开一整袋，分别喂食，而正巧涉案家属送来的藕粉没被打开。

**案例讨论**　1. 以上案例出现纠纷的原因是什么？
　　　　　　2. 请问应该如何避免出现以上情况？

案例解析

## 第四节　医患沟通与各学科的关系 🅔微课3

医患沟通的目的是医患互相建立信任和合作关系，共同战胜疾病，恢复身体健康，同时实现各自恰当的目标和利益。在进行医患沟通时，也和伦理学、心理学等学科有着密不可分的关系。

**1. 医患沟通与伦理学的关系**　医患关系有普遍的伦理特征，伦理道德既为医患关系的价值导向，也是医患沟通的信任之基。

作为医患沟通的主动方，医务人员要以仁爱之心去尊重和善待患者，发自内心地敬畏患者生命、尊重患者人格、维护患者利益，让患者体会到关爱，让他们信赖医务人员并愿意沟通。另外，包容理解是加强医患沟通的重要举措。胸怀宽广、冷静克制是医护人员必备的基本素养，在遭遇患者负性情绪宣泄或受到误解、抱怨、指责时，医护人员要理解患者，要以豁达的胸襟理解与包容患者，最大限度获得患者的认可与配合。

为引导患者配合医务人员工作，我们可在医院各个大厅播放积极正面建构和谐医患关系的系列宣传片。通过正确引导，让患者了解医务人员工作的不易与艰辛，促使患者换位思考。还可以通过在全国范围内组织开展大型医患沟通科普活动，增进群众对医务工作的认识。学校也应加强对学生的医学伦理道德素养教育。

**2. 医患沟通与心理学的关系**　沟通的规律、形式是心理学科的具体应用，从沟通的形式和技巧、目的和效果、环节和过程来看，沟通与心理学关系密切。医患沟通是医患双方就疾病诊断、治疗、护理、预后、花费等进行告知、交流、协商和决策的过程，无论从沟通的形式、技巧，目的和效果还是环节和过程而言，医患沟通与心理学关系都非常密切。

**3. 医患沟通与法学的关系**　当今社会，法律在调整人际关系中所起的作用越来越大，社会公众法治意识日益增强，患者维权意识普遍提高。相关的法律法规包括《中华人民共和国民法典》《医疗事故处理条例》《中华人民共和国医师法》等。强调依法行医、依法沟通、依法经营，并突出医事法学为处理好医患关系和医患纠纷的重要手段。随着患者法治意识的逐渐加强，医务人员的法律底线思维也需加强。

**4. 医患沟通与社会学的关系**　医患关系是人类社会中的一种特殊的人际关系，是社会人际关系的一部分，但不等同于整个社会的人际关系。社会因素对于个体、群体直至整个社会的健康发挥着重要的作用，社会条件和社会环境既可能导致人类的疾病和失能，也可以促进疾病预防和维护人群健康。个体和社会对健康问题的态度与其文化背景、社会规范和价值观相一致。健康不仅是生物学的问题，更受社会、文化、政治和经济等诸多因素的影响。

随着社会的发展以及人们生活水平的提高，每个社会个体对医疗的期望会越来越高，社会对医疗保障和服务的需求也会越来越大。医患双方承担着不同的社会角色，医务人员应自觉调整自身的知识结构，在诊疗过程中尊重患者的权利，加强医患沟通，注重沟通技巧与方法，引导患者积极参与医疗活动，共建参与型医患关系，重建医患互信；在诊疗过程中，患方应主动积极地参与互动，认识自身疾病的客观情况。

**课堂案例**

　　**案例1-3**　患者，农民，因咳嗽、发热到某省三级医院门诊就诊。患者进入诊室后在接诊医生的一侧坐定，而这位接诊医生却将自己的座椅向后撤了一下，拉大了与患者的距离，这一举动被陪同患者的家属看在眼里，一个简单的举动，不禁使患者和家属将挂号、等候就诊过程中所感到不开心的就诊体验联系在一起，所有这些不快使患者和家属感到被歧视，随后对医务人员进行投诉。

　　**案例讨论**　1. 以上案例出现问题的原因是什么？
　　　　　　　　2. 你认为医生在与患者沟通过程中应注意什么？

案例解析

答案解析

## 目标检测

### 一、单选题

1. 医患沟通的最根本的宗旨是（　　）
　　A. 修医德　　　　　B. 以人为本　　　　　C. 行仁术　　　　　D. 怀救苦之心
2. 医患沟通的研究对象不包括（　　）
　　A. 医者　　　　　　B. 患者　　　　　　　C. 相关因素　　　　D. 法律法规
3. 医患沟通对医患关系的重要性描述中错误的是（　　）
　　A. 塑造医院形象的需要　　　　　　　　B. 患者及家属的需要
　　C. 医务人员进行药品研发的需要　　　　D. 医学科学发展的需要

### 二、多选题

1. "医"广义上指（　　）
　　A. 全体医务人员　　B. 卫生管理人员　　C. 医疗卫生机构　　D. 医学教育工作者
2. 医患沟通的任务（　　）
　　A. 确立新理念　　　B. 构建新机制　　　C. 实现新模式
　　D. 培养新人才　　　E. 探究诸多现实课题
3. 医患沟与（　　）密切相关
　　A. 伦理学　　　　　B. 心理学　　　　　C. 法学　　　　　　D. 社会学

### 三、简答题

1. 简述医患沟通的含义。
2. 简述医患沟通的研究内容。
3. 简述医患沟通对医患关系的重要性。

### 四、实践演练

1. 请收集媒体上有关医患沟通正面与反面的资料，编写成医患沟通的情景剧进行表演。请思考医患沟通的理念有哪些，医患沟通为什么成为医疗行业和社会的热点？

医患沟通情景剧表演评分标准

| 项目 | 标准/要求 | 权重 | 学生自评 | 教师评价 |
|---|---|---|---|---|
| 正面沟通剧本 | 案例中运用到语言类相关沟通技巧 | 20% | | |
| 反面沟通剧本 | 案例中运用到语言类相关沟通技巧 | 20% | | |
| 团队协作 | 团队协作良好 | 40% | | |
| 表演 | 案例有清晰的是非观和价值观判断，表演流畅 | 20% | | |
| 合计 | | 100% | | |

2. 安排两组学生，分别代表患者和医生，写出各自代表角色对对方角色的期许和诉求，并根据对方角色提出的诉求给予合适的医患沟通解决方案。并思考医患沟通的内容。

医患双方诉求沟通解决方案

| 项目 | 标准 | 权重 | 学生自评 | 教师评价 |
|---|---|---|---|---|
| 诉求收集 | 实际情况出发提出诉求 | 20% | | |
| | 诉求的合理性 | 20% | | |
| 诉求解决 | 对医生提出诉求的解决 | 20% | | |
| | 对患者提出诉求的解决 | 20% | | |
| 角色表演 | 团队协作良好 | 10% | | |
| | 仪态大方、表演流畅 | 10% | | |
| 合计 | | 100% | | |

## 书网融合……

| 本章小结 | 微课1 | 微课2 | 微课3 | 题库 |
|---|---|---|---|---|

# 第二章　医患沟通基础和原理

PPT

## 学习目标

1. 通过本模块学习，重点掌握患者及医务人员的心理特征及心理需要，掌握医患沟通中伦理学基础的相关概念、医患沟通的伦理原则等内容。

2. 熟悉医事法律关系中医患双方的权利与义务。

3. 学会运用医患沟通的基本原则及相关理论解决实际问题。

## 情境导入

**情境描述**　患者，女性，40岁。4个月前因子宫腺肌病在当地医院做了子宫切除手术，术后恢复良好。术后不久她到当地的另一家医院复查时听说，子宫不应该切，切了子宫人就老了。从那天起，她就一直睡不好觉，吃不下饭。于是患者转而向外省市医院咨询就诊。进入诊室还没坐下，就焦虑地问主任她的子宫是否应该切除，她们当地医院的医生是否误诊。看到她如此焦虑，主任首先让她坐下，耐心对她说，现在是术后4个月，要先给她进行相关的妇科检查，才能回答她的问题。通过检查和问诊发现子宫切除术后患者恢复得很好，现在影响患者的不是手术本身出现了问题，而是患者听到的言论"子宫不应该切除，切了子宫人就老了"。

**讨论**　面对这样的患者，医生该如何与其沟通？

## 第一节　医患沟通的基础

### 一、医患沟通的心理学基础　微课

医患沟通是医患双方在医疗活动过程中形成的一种特殊人际交往过程，了解医患双方在人际交往中不同的心理活动特点，对于提高医患双方沟通效率是非常必要的。医患沟通有助于医患双方在医患交往，或对医患纠纷进行预测、调控和疏导，也有助于医务人员和患者对自身心理活动的理解。在沟通过程中，可以使人们明确医患关系中的心理、行为发生的条件和情景，使个人需要与他人需要、社会需要互相协调。医患沟通是临床处理医患关系的基础，会直接影响医疗服务态度和医疗服务质量。

#### （一）患者的心理特征和心理需求

临床实践和心理学研究证明，疾病打乱了人的正常社会生活，更破坏了人的心理平衡。在患病过程中，患者的适应能力受到挑战，其自我评价、人格特征都会发生不同程度的变化。了解患者的心理特征和心理需求，对于达到良好的医患沟通效果，提高救治水平非常重要。

**1. 患者的心理特征**

（1）患者常见的心理特征

①紧张、恐惧。这是患病初期普遍的情绪反应。如害怕做痛苦的检查和治疗，害怕检查出恶性结果，害怕治疗过程中出现意外。患者表现为紧张不安、不思饮食、夜不能寐，严重时出现肌肉紧张、血

压升高、呼吸急促等，干扰诊治过程。

②焦虑。焦虑是患者对潜在的、可能的威胁产生的恐惧和忧郁。焦虑状态下，可伴随明显的生理反应，如由于自主神经系统活动增强、肾上腺素分泌增多，引起血压升高、心率加快、呼吸加深加快、出汗、面色苍白、口发干、大小便频率增加等。如果这种状态持续下去，将会对消化功能和睡眠产生不良影响。焦虑导致的生理反应容易和躯体疾病相混淆，在临床工作中应注意鉴别。焦虑伴随的生理反应有相应的焦虑体验，而且会随着焦虑情绪的缓解而消失，但躯体疾病一般不具有这种特点。

③抑郁。抑郁是一种闷闷不乐、忧愁压抑的消极情绪反应，主要是由现实丧失或预期丧失引起的。患者抑郁的表达方式是多种多样的。轻度抑郁表现为兴趣减退、悲观失望、精神疲惫、自信心降低等，严重抑郁表现为无助、绝望、认为生活无意义甚至有自杀念头或行为等。此外，抑郁症还伴有睡眠障碍、食欲差、体重下降、性欲降低等，直接影响对疾病的治疗，甚至可诱发继发性疾病。

④依赖。人进入患者角色之后，会产生一种被动依赖的心理状态，行为表现会显得幼稚。如明明可以忍受病痛，但还是要呻吟、哭泣，以引起周围人的注意，唤起关心和同情；在亲人面前常表现出孩子般的激动和娇气。患者内心希望得到更多的关心和温暖。

⑤多疑。患者在患病后常变得异常敏感多疑，听到别人低声细语，就以为在说自己病情严重或无法救治；对别人的好言相劝半信半疑，甚至曲解原意；疑虑重重，担心误诊，怕吃错了药、打错了针。有的凭自己一知半解的医学和药理学知识，推断用药疗效、推断预后，甚至害怕药物的副作用。担心偶尔的医疗差错或意外会降落在自己身上。身体稍有异常感觉，便乱作猜测，严重时还会出现病理性的妄想等。

⑥否认。否认心理主要表现为患者怀疑自己患病的事实。有些患者对医务人员做出的诊断难以接受，常以自己的主观感觉良好来否认疾病存在的事实。还有一些患者虽能接受患病的事实，但仍存在着侥幸心理，认为医务人员夸大了病情的严重性，因此不按医嘱行事。对疾病的严重程度半信半疑，多见于癌症等预后差的患者。虽然否认在一定程度上可以缓解过分的担忧与恐惧，属于一种自我保护、自我防御的方式。然而，不顾事实地否认，也会对疾病诊治造成贻误病情的消极影响。

⑦孤独。患者住院后，离开了家庭和工作单位，进入了一个陌生的环境。在饱受疾病折磨的同时，单调、呆板的病房环境使他们感到无聊乏味、度日如年，很容易产生孤独感和不安全感。社会信息剥夺和对亲人依恋的需要得不到满足是患者产生孤独感的主要原因。孤独感通常表现为患者不愿与人接触，不主动与医务人员说话，也不愿意与病友交谈，盼望着亲友早来探视，病未痊愈就想着回家。

⑧愤怒。愤怒是一个人在追求某一目标的道路上遇到障碍、受到挫折时产生的情绪反应。患者认为自己得病是不公平的、倒霉的，加上疾病的折磨，常感到愤怒，这是一种普遍的情绪反应。严重的愤怒可以导致攻击行为，患者可能向周围的人，如亲朋、病友甚至医务人员毫无理智地发泄不良情绪，这需要有足够的耐心和容忍力来应对。

（2）疾病各期的心理特征　患者的心理活动虽有一定的规律，但因年龄、性别和病情的不同，心理活动也不同，在疾病发展的不同阶段所表现的躯体症状或心理特征也不同。

1）疾病早期　患者患病后因对疾病缺乏正确的认识而忧心忡忡，就诊时表现为焦躁不安、恐惧，希望能让有经验的医护人员看病，及时得到诊断和治疗方案，争取早日治愈。医院是特殊的生活环境，患者住院后由于暂时不能适应这种陌生的环境，其心理变化是复杂的。心理特征表现为希望尽快受到医务人员及同室病友的重视，要求尽快熟悉周围环境包括规章制度，需要尽快得到精心治疗和护理。

2）疾病高峰期或危重期　当疾病处于高峰期，病势凶猛、发展迅速，给患者带来沉重的心理压力。患者多有紧张、焦虑、烦躁等情绪。同时患者常变得敏感多疑，试图通过医生或护士的表情、姿势、言语、行动来揣测所患疾病的轻重程度及后果。

一项对重症监护室（ICU）患者的心理研究表明，ICU病房患者的心理问题的影响因素包括疾病本身的影响和环境因素。ICU对患者来说是一个非常特殊的环境。在这里，医务人员紧张而繁忙地工作着，没有白天黑夜之分，白天也常亮着灯，患者身体上插着各种管子，各种复杂的诊断治疗仪器摆满其中，医务人员变动频繁且表情严肃，患者家属不允许探视，有时还会看到同病室的病友因抢救无效死亡，病房内刺激单调，常有感觉被剥夺的体验。这种特殊的环境及疾病本身带来的痛苦，可以使患者的意识状态发生改变，引起认知障碍（如定向障碍、记忆和判断力受损、注意力减退）和情绪波动（焦虑、恐惧、抑郁），甚至出现幻觉、妄想及冲动行为，这种现象称为ICU综合征。

3）康复期　康复期是患者经过治疗逐步回到正常生活的过程。这时期患者的心理变化是多样的。如手术后有肢体残缺的患者思想顾虑多，心理活动复杂。特别是年轻人致残，会考虑婚姻、学习、前途等问题。有的患者因致残而被迫放弃原来感兴趣的工作，产生烦躁、愤怒、忧伤，甚至绝望感及轻生念头；有的患者可产生神经衰弱症候群如失眠、头昏、虚弱、无力等。医务人员应主动与患者接触，了解其思想动态与困难，帮助他们树立信心、克服消极情绪。

4）临终期　临终期患者的心理特征大致分为5个阶段。①否认阶段：患者不承认自己病情严重，幻想治疗上出现奇迹将病治愈。这几乎是所有患者认识到自己已经进入疾病晚期时常见的心理反应，这是否认的心理防御机制在起作用。暂时的否认可以起到一定的缓冲作用，以免当事人心里过分痛苦。但过分的否认，不利于患者积极主动地配合医生的治疗。②愤怒阶段：认为自己的病不能治愈，怨天尤人，烦躁不安，容易激动，常感到愤怒。这种愤怒可以表现为对亲人和医务人员及医院环境的不满和挑剔。这时患者的家属非常为难，他们不理解，也不知道如何处理患者的这种愤怒，同时患者也不理解自己的心理反应。③讨价还价阶段：处于痛苦中的晚期患者为了减轻疼痛、延长自己的生命，有时会有条件地同意配合治疗或承受检查。患者以做一个服从治疗的"好患者"为条件，来换取痛苦的暂时解除。这时患者常会出现这样的念头，"假如能让我多活几年，我将认真地做……""如果能使我少受些折磨，我将……"。这阶段患者的情绪一般较为平稳。④忧郁阶段：有人将这类抑郁叫作"准备性抑郁"。抑郁出现于患者将自己与世界分开的准备过程中，是晚期濒死患者的心理反应。患者悲伤，不愿多谈话，又不愿孤独，希望亲朋好友在床旁陪伴，但相对无言。⑤接受阶段：当患者渡过前几个阶段后，就为自己的死亡做好了准备，进入濒死过程的最后阶段。此时，患者通常对死亡有充分准备，比较平静、安宁，不希望外人来看望，但却非常希望亲人能在自己的身边陪伴自己渡过生命的最后时刻。有的患者因疾病折磨想迅速死去，也有的留恋人生，愿接受治疗，争取延长寿命。

**2. 患者的心理需求**

（1）尊重和关爱的需要　生病使患者的社会参与能力受到影响，社会地位产生动摇。弱者的身份会放大患者对自己身份的自卑感，这时候特别需要他人对自己病痛理解、同情和支持。这时，患者与医务人员建立起良好互动的医患关系，会有利于治疗。得到公平的、适当的关注与尊重是患者第一位的心理需要。

（2）被接纳的需要　由于患病并不是患者自愿且接受的事实，患者也不能左右病情的发展。因此被社会，特别是被医务人员接纳，是患者对医疗行业、社会制度及文化环境的迫切要求，是他们强烈的内在需求。我们应将患者看成一个完整的、平等的生命来对待，并更加用心去接纳他们。

（3）对病情知晓的需要　处在疾病状态的患者，面对陌生的环境和未知的结果，需要充分的信息来完成对病情认知与评价。对于患者及其家属来说，不知晓所患疾病的准确信息是相当担忧和焦虑的。因此，患者和家属非常迫切地需要知道疾病的诊断结论、治疗方案、预后结果、康复指导、医疗费用等翔实信息，以做好充分的心理和相关准备。

（4）安全与康复的需要　早日恢复正常的生活，脱离患者角色的束缚，是社会和患者的共同愿望，在治疗过程中保证治疗安全是康复的前提条件。要帮助患者了解治疗的效果和副作用，减少恐惧心理，树立合理的预期，有利于治疗工作的顺利进行。

（5）合理医疗支出的需要 医疗行为具有一定的消费性和选择性，同时还有很强的专业性。同一种疾病，可能因为不同原因导致产生的医疗费用相差甚多。患者需要在医务人员的指导和帮助下，根据自身患病情况、经济能力、预后等因素进行综合判断，做出适合自己的选择，支付合理的医疗费用，减少不必要的开支，节约社会资源。

（6）保护隐私的需要 患者由于诊疗疾病的需要，在向医务人员诉说病情的同时，有时要说出躯体的秘密、心灵的痛苦，甚至包括隐私。医务人员应该珍重这份信任，尊重患者人格，遵守职业操守，承诺为患者保守秘密。

### （二）医方的心理特征和心理需求

医务人员职业本身的特殊性也会影响医务人员的心理活动。其职业特点决定了相关从业者的心理特征。不同科室医生也有其特有的性格特征，比如内科医生思维缜密，善于观察和推理等；外科医生则具有果断、坦率的性格特征。除此之外，医务人员的心理特征主要包括以下几个方面。

**1. 医方的心理特征**

（1）优越感 由于医生和患者之间的医学知识和能力的不对称，使医生处于主动和优势地位。医生群体文化程度普遍较高，受过系统的医学教育和诊疗技能训练，又有临床经验，在治疗疾病、维护健康方面有着一定的优势。而患者对疾病一无所知或知之甚少，他们急需医疗服务，急需医务人员救助，这种客观的不平等很容易造成医务人员的优越感，而且这种优越感会在平时的诊疗、查房等日常交往中不经意地体现出来。患者由于自身的疾病，对医务人员的表情、行为异常敏感，有时医生可能并没有察觉这一点，却已经明显地影响了患者的情绪。

（2）控制欲 医生控制欲的特点表现在医患双方在医疗活动中不进行互动，而是由医生对患者单向作用，医生希望自己有绝对的权威，能把握医疗的主动权、决策权。医生对医疗行为的控制欲，往往将患者的意愿排除在外，否定了患者的个人意志，容易造成医患双方关系的紧张，可能会为医患纠纷埋下隐患。

（3）防范心理 在医院中，医务人员长期的高强度的脑力劳动和体力劳动直接影响了他们对患者的情绪和态度。触发了其心理防御机制。如当诊断和治疗中遇到困难或医疗水平有限时，有的医生很容易将责任归咎于患者不合作或不遵医嘱。不断增多的医患矛盾甚或医患纠纷，使医务人员处于职业紧张状态，一些医生出现了医疗防范心理。为了防止可能出现的医疗纠纷或法律诉讼，医生采取了很多的防范措施。有些措施是有益的，如提高自身职业修养、加强与患者或家属的有效沟通等。但也会出现过度检查、过度医疗的客观情况，这些措施除了增加不必要的医疗费用外，还给患者带来了额外的创伤，同样可能引起患者及其家属的不满。

（4）职业紧张 在职业条件下，职业需求与主观反应之间失衡而出现生理和心理压力。医务人员作为一个特殊的社会群体，担负着"健康所系，性命相托"的重要职责，任何疏忽与意外都会产生严重的后果。比一般职业的人群面临更多的职业紧张和压力，临床工作的复杂性决定了此类工作的高风险性，临床工作的工作时间与业余时间无法严格区分，自身生物节律被打破，这些都加剧了医务人员的身心紧张感。

**2. 医方的心理需求**

（1）理解与尊重的需要 医务人员需要获得患者、患者家属及社会的理解与尊重。为了诊疗工作更有效、更顺利，患者及其家属需要尊重医务人员，与医务人员密切合作，共同战胜疾病。很多医学难题目前仍在攻克中，患者应该了解和理解，并积极配合医务人员的治疗。这种与医生一起建立起来的互相信任、合作的医患关系，有助于患者的治疗与康复。

（2）提高经济收入的需要 医院要发展、医务人员的收入要改善这些都需要经济的支持。医务人员的劳动是脑力和体力综合应用的过程。保障合理经济收入也是医务人员心理需求的一部分。

（3）人身安全的需要 保障医务人员的人身安全，避免挫伤医务人员的积极性。既是有效开展医疗服务、维护患者利益的关键，也是医务人员的心理需求的一部分。

（4）自我实现的需要 大多数医务人员都需要通过治愈疾病来证明自己的能力，满足实现自我价值的需求。医学需要终身学习和实践探索，医务人员在从业过程中需要不断地提高业务水平，提高治疗效果，更好地服务社会。医务人员自我实现既是个人成就的需要也是他们心理需求中高层次的心理需求。

## 二、医患沟通的伦理学基础

伦理学的本质是关于道德问题的科学，是道德思想观点的系统化、理论化。因此，我们又把伦理学称为道德哲学，它是哲学的一个重要分支，是对道德现象进行哲学思考或理性的反思。

### （一）伦理学相关知识

**1. 伦理和道德的概念** 在日常观念中，"伦理"和"道德"是经常混在一起的，二者间似乎没有区别，伦理就是道德，道德就是伦理。但是在伦理学中，道德与伦理并非完全一致，两者之间是有一些区别的。伦理可以定义为处理人与人、人与社会之间应该遵循的原理和准则。而道德是调整人和人之间、人与社会之间关系的原则和行为规范的总和。

从概念可知，道德是人的最高意志，是一种精神层面的最高原则，它侧重于个体、自身或者行为者本人内在的品质。伦理则是社会规范的性质，它更侧重于外在的社会规范。道德是最高、抽象的，伦理则是次高、具体的。道德是伦理的精神基础，伦理是道德的具体实现。如果一个行为人能自觉地去遵守社会的外在伦理规范和要求，并能够自觉地把外在的规范转化为自觉的意识，那么他在行为上自然知道什么是应该做的，什么是道德的。

**2. 医学伦理学** 医学是处理人各种疾病的一门学科，以治疗预防生理疾病和保障人体健康为目的。是人类情感或人类善良的一种表达。这门学科不同于其他科学技术，其本身就含有伦理因素。

（1）医学伦理学的概念 伦理学是关于道德的学问，指导人们如何做人，如何做一个道德高尚的人。医学伦理学是医学与伦理学等社会人文学科相交叉的医学边缘学科。作为伦理学的分支，医学伦理学是一般伦理学在医疗实践中的具体运用，是运用一般的伦理学道德原则来协调医疗实践和医学科学发展过程中医务人员和患者、患者家属、医学团体与社会之间的关系而形成的一门学科。

（2）医学伦理学的特点

①实践性：在医学教育中，医学伦理学已经被列为医学专业的基础课程。医学伦理学对医疗卫生行业具有规范作用，指导和约束整个医疗卫生行业遵循的职业道德；对医务工作人员具有教化作用，能够教育人、感化人、塑造人，培养人的医德品质，提高人的医德素养。

②继承性：医学伦理学的发展经历了医德学、近现代的医学伦理学和生命伦理学三个阶段。现在的医学伦理学，既包括人类历史上所有积极的医学伦理思想，如医学美德伦理；也包括现代医学交付的任务，即生命伦理的有关内容。

（3）医学道德 医学道德是职业道德的一种，简称为医德，是指医务人员在医疗卫生工作中应具备的品德，是在医疗卫生工作中形成的并依靠社会舆论监督和内心信念指导，用以调整医务人员与服务对象以及医务人员之间相互关系的行为原则和规范的总和。医学道德是人们在长期的医疗卫生工作中产生、积累和发展起来的，具有很强的实践性，在社会道德体系中占有重要的地位。医学道德的基本原则是指在医学实践中调节医务人员人际关系以及协调医务人员、医学团体与社会关系的最根本指导准则，也是医务人员解决伦理问题的伦理辩护依据。医学道德具有科学性、服务性、继承性、实践性和时代性的特征。

### （二）医患沟通的伦理原则

**1. 尊重原则**　相互尊重、理解和信任是进行医患沟通、协调医患关系的基础。

医务人员应尊重患者的人格，平等地对待患者，一视同仁。每个患者都有独立的意志和人格，应该受到尊重。患者也应该尊重医务人员的人格和劳动，积极配合治疗。

尊重患者的生命和生命价值是医学道德的基础，人的生命价值是由其生命质量所决定的。以人为本、仁爱救人，是医患沟通的根本。

**2. 知情同意原则**　知情同意是现代医疗实践中十分强调的一项伦理原则。知情权和选择权是患者的权利，也是医患沟通的具体方式和必要程序。作为一项伦理原则，知情同意原则要求医务人员详细而真实地向患者告知有关诊断结论、病情预后、治疗目的、治疗方法、可供选择的治疗方案及其利弊和费用开支、预期疗效、不良反应及治疗风险等，让患者在不受任何指示、干涉、暗示、引诱的情况下，自由自主地选择诊疗方案。知情同意的目的在于尊重患者自主权，鼓励医患双方理性决定、协作配合、责任分担。为此，临床上建立了手术谈话签字制度、输血同意签字制度、化疗同意签字制度、病重病危通知签字制度等。

**3. 自主原则**　自主原则的实质是对患者自主知情、自主同意、自主选择等权利的尊重和维护。自主的权利是每个人都具有的，因为疾病或其他原因，导致患者的自主权利受限，使部分患者没有或者缺乏行使自主权的能力。医疗的目的是在提升患者的自主性，以保证患者充分行使自主权，尊重患者及其家属的自主性决定。

**4. 不伤害原则**　不伤害原则要求医务人员在诊疗过程中对患者高度负责，避免患者遭受不应有的医疗伤害，包括身体上、精神上的伤害以及经济上的损失。医务人员应坚决杜绝有意和责任伤害；把可能伤害降到最低程度；不滥用辅助检查、药物及手术。

**5. 有利原则**　有利原则是将患者利益放在第一位的伦理准则，要求医务人员的诊疗行为要有利于患者，减轻患者的痛苦、促进患者身心健康。《希波克拉底誓言》阐明了"为病家谋利益"的行医信条。《医务人员医德规范》也要求医务人员要"时刻为病人着想，千方百计为病人解除病痛"。可见有利患者原则已成为医务人员必须遵守的一条基本伦理原则。从广义上来讲，有利原则还强调，医务人员的行为要有利于医学事业和医学科学的发展，有利于人类和人群的健康。这就要求医务人员树立全面的健康利益观，把患者、社会乃至全人类的健康及医学发展都纳入体系中来，从整体上选择有利的医学行为，增进人类健康，推动医学的前进。有利原则是医学道德的根本要求，体现了医学的内在本质。

**6. 公正原则**　公正的一般含义是公平和符合社会正义。公正原则是指在医疗卫生工作中公平对待每一位患者。在医患沟通中，公正原则要求医务人员对患者一视同仁，不能因为患者的种族、职业、社会地位、经济状况、文化水平的不同而态度不一、亲疏有别。

公正原则主要体现在两个方面：人际交往公正和资源分配公正。人际交往公正主要体现在医患之间的平等交往，要求医患之间互相尊重，特别是医方对处于弱势地位的患者应给予足够的尊重，公平对待对方的利益。资源分配公正要求在医疗服务资源分配上遵循公平优先、兼顾效率的基本原则，优化配置和合理利用医疗卫生资源，使医疗卫生资源的分配科学合理。

## 三、医患沟通的法学基础

医患沟通是减少医患纠纷、构建和谐医患关系的重要环节。在医患关系中依法履行自己的义务、尊重对方的权利是构建和谐的医患关系的前提和必要条件。医生的执业和患者的就医都受法律的保护和约束，在法律的范围内享有各自的权利、履行各自的义务。医患沟通中应当遵守的法律、法规、规章，不仅包括《中华人民共和国宪法》《中华人民共和国民法典》《中华人民共和国刑法》等法律，也包括《中华人民共和国医师法》《中华人民共和国药品管理法》《中华人民共和国中医药法》《医疗机构管理条例》《医疗事故处理条例》《处方管理办法》等专门的卫生法律、法规、规章，这些法律、法规、规章构成了医患沟通的法律基础，明确了医患双方各自享有的权利及应当履行的义务。

### （一）医方的权利和义务

#### 1. 医方的权利

（1）治疗主导权　在治疗过程中，医生享有诊断权、处方权、处置权；医生有权询问患者的家庭病史、患者个人生活情况；医生有权要求患者做各项检查，有权决定治疗、处置方案。

（2）医疗费用支付请求权　医方提供医疗服务后，有权要求患者方支付相应的医疗费用。

（3）因医疗工作的高风险、高技术等特点，为保障患者及其他公民的健康权，医务人员在医疗过程中享有医疗意外、并发症的免责权，在特殊情况下享有否定患者拒绝治疗和采取行为控制权。

（4）医疗机构的其他合法权益　如财产所有权、知识产权、名称权、荣誉权、名誉权、债权等受法律保护，任何单位组织和个人不得侵犯。

（5）支持医务人员维护自身合法权益的权利。

#### 2. 医方的义务

（1）依法执业的义务　这是最基本的义务，在医疗机构的执业范围内开展诊疗活动，不得拒绝处置危急患者。

（2）告知义务　为了保证患方的知情选择权，维护患者的生命健康权益，法律规定医疗机构及其医务人员应当将患者的病情、医疗措施、医疗风险等如实告知患者，医疗机构有告知的义务。

（3）注意及报告义务　医务人员有遵守各项规章制度和技术操作规范的义务，提高专业技术水平的义务，发生医疗事故或者发现传染病疫情、食物中毒、涉嫌伤害事件或者非正常死亡的报告义务。

（4）附随义务　医方不得出具虚假证明材料；发生医疗纠纷后，医方不得涂改、隐匿、销毁医疗记录等；保存病历、病理资料的义务。

### （二）患方的权利和义务

#### 1. 患方的权利

（1）患者享有获得适宜的医疗服务的权利　包括拥有获知有关医疗信息权利；有权获得公正医疗保健服务的权利，且得到与其就诊医院等级相应的医疗技术水平的服务权益；有获得费用节省的医疗服务的权利；患者，尤其是急诊患者，有得到及时医疗服务、医疗救治的权利。

（2）患者享有合理限度的医疗自由权　包括有权选择医疗机构，自主选择医生；除法律、法规规定传染病实施强制治疗以外，患者有权决定接受或不接受任何一项医疗服务；在不违反法律、法规的前提下，患者有出院及要求转院的权利，如果患者要求出院或转院而医生认为患者病情未痊愈而不宜出院或其他情况不宜转院，应在医嘱和病历记录上写明。

（3）患者有知情权及同意权　知情权即患者有权了解和认识自己所患疾病，包括检查、诊断、治疗、处理及预后等方面的情况，并有权要求医生作出通俗易懂的解释；有权知道所有为提供医疗服务的医疗人员，尤其是负责其治疗的医生的身份和专业地位；有权知道处方的内容，出院时有权索要处方副本或影印件；依法有权复印或复制门诊病历、住院志等病历资料；核实医疗费用，并有权要求医方逐项作出解释。

（4）人身、财产安全不受损害的权利　患者有权要求医疗机构提供的医疗服务符合保障人身、财产安全的要求；因接受医疗服务受到人身、财产损害的，享有依法获得赔偿的权利。

（5）隐私权　在治疗过程中，患者的个人隐私有不受医方不法侵犯的权利；对于医务人员已经了解的患者隐私，患者享有不被擅自公开的权利。

（6）被尊重的权利　患者在接受治疗时，享有其人格尊严、民族风俗习惯被尊重的权利。

（7）获取权益保护知识权利　患者享有获得有关患者权益保护方面的知识的权利。

（8）结社权利　患者享有依法成立保护自身合法权益的社会团体的权利。

（9）监督权利　患者享有对医疗服务以及保护患者权益工作进行监督的权利。

**2. 患方的义务**

（1）配合医生诊疗的义务　在医疗合同履行中，医患双方必须密切配合。体现在患者方面，患者应如实陈述病史、病情、按医嘱接受各项检查和治疗。

（2）给付医疗费用的义务。

（3）在医方告知的情况下，患者有对自己的诊疗选择作出决定的义务。

（4）遵守相关法律法规、规章的义务　患者在治疗过程中，应自觉遵守国家法律、法规及医方制定的与患者有关的规章制度。

权利与义务是一对矛盾体，矛盾的两个方面既互相依存又互相统一。因此，在医疗实践过程中，医患双方应当在享有权利的同时，也不忘记履行应尽的义务。处理好权利与义务之间的相互关系，使权利与义务相统一。

### （三）医事法律责任

在医疗过程中，无论是医方还是患方，义务不履行或者不当履行，权利使用不当或者滥用，都应该承担相应的法律责任。

**1. 医事法律责任的概念**　医事法律责任是指违反医事法律规范的行为主体对其违法行为所应承担的带有强制性的法律后果。医事法律责任具有以下特点。

（1）以违法行为为前提　医事法律责任是与违反医事法律规范行为相联系的。只有在构成违反医事法律规范的前提下，才可能追究行为主体的法律责任。

（2）由法律明确规定　违反医事法律规范的行为承担法律责任前提是违法行为在法律中作了明确规定。这时行为主体才能被追究法律责任。

（3）具有国家强制性　医事法律责任同其他法律责任一样也具有国家强制性。对于拒绝承担法律责任的违法主体，由国家强制力来促使其执行。

（4）由专门机关追究　医事法律责任一般必须由国家授权的专门机关在法定的职责范围内依法予以追究。

**2. 医事法律责任的种类**　根据违反医事法律规范和法律责任的性质以及承担法律责任的方式不同，可将医事法律责任分为医事行政责任、医事民事责任、医事刑事责任三种。

（1）医事行政责任　医事行政责任是指行为主体实施违反医事行政法律规范的行为尚未构成犯罪所应承担的法律后果。构成医事行政责任主要为违反医事法律规范所规定的义务。医事法律义务包括了法律规定不得作出一定行为或应当作出一定行为。医疗保健机构、卫生防疫机构发现传染病时，不按传染病防治法的规定采取控制措施；出、入境人员明知故犯，故意违反医事法律规范逃避卫生检疫。这些违法行为造成的损害后果，法律明文规定应当追究法律责任。

（2）医事民事责任　医事民事责任是指行为主体因违反医事法律规范而侵害了公民、法人和其他组织的民事权益，所应承担的以财产为主的法律责任。构成医事侵权民事责任主要为他人的财产权或人身权受到侵害。既包括物质上的损失，也包括精神上的损害。

（3）医事刑事责任　医事刑事责任是指行为主体实施了犯罪行为，严重地侵犯了医药卫生管理秩序及公民的人身健康权，依刑法应当承担的法律后果。我国刑法对违反医事法行为的刑事责任作了明确规定，有 20 余个有关的罪名，做到了罪刑法定。如刑法第 335 条规定"医务人员由于严重不负责任，造成就诊人死亡或者严重损害就诊人身体健康的，处三年以下有期徒刑或者拘役"。

### 课堂案例

**案例 2 - 1**　患者因胃溃疡住院治疗，医生为其开了一种进口药物，但医生未将用药名称、用药意图以及是否报销等事项告知李某。服药一个阶段后，患者从其他途径了解了此药的名称和性质，并得知这种药物不属于医保报销范围，当时也未提出不同意见，继续服用此药，并保持沉默。到出院结账时，患者提出要检查住院期间的费用，对此种进口药物的费用不认可。

**案例讨论**　请分析本案例中医患双方行为。

案例解析

# 第二节　医患沟通的原理

## 一、人际沟通的概念

### （一）人际沟通的含义

沟通是信息和观点的传递、传播、交流和分享。"人际沟通"是人与人进行全方位信息交流以达到人际间建立共识、分享利益并发展关系的过程。在性质上，人际沟通的内容是双方的有关信息和观点。不是某一个实物，而是关于某一事物、某一过程的描述或结论，因而具有抽象性。人们必须借助于各种媒介如语言、表情、动作姿态、行为方式把所知信息、看法和态度传递给他人。由于媒介的多样性，人际沟通也就有多样性。人际沟通时，双方在接触中，其语言、表情、动作姿态、环境等，无一不在向对方传达着某种信息、感情和态度。人际沟通又具有动态性，是多方的，随时、随处都在发生和进行着。

### （二）人际沟通的模式和类型

人际沟通的基本模式和类型可以根据不同的维度划分为以下几种。

**1. 语言沟通和非语言沟通**　根据信息载体的不同，人际沟通可分为语言沟通和非语言沟通。语言沟通是以语言文字为载体的沟通，又可分为口头语言沟通和书面语言沟通两种形式。非语言沟通是指通过某些媒介而不是语言文字来传递信息。多以表情、动作等为沟通手段的信息交流，其内涵十分丰富。面部表情及眼神、身体动作及姿势、言语表情、个人空间及个人距离、气质、外形、衣着与随身用品、触摸行为等都是非语言符号，这些都可以作为沟通工具来进行非语言沟通。

**2. 直接沟通和间接沟通**　按照对沟通过程是否有第三者参与分类，人际沟通可分为直接沟通和间接沟通。直接沟通是指信息发送者与接收者直接进行信息交流，无需第三者传递的沟通方式。例如面对面交谈，电话交谈等。直接沟通的优点是沟通迅速，双方可以充分交换意见和交流信息，迅速取得相互了解。其缺点是信息的有效传递需要时间和空间的一致性，有时直接沟通存在一定的困难。间接沟通是指信息发送者将信息传递给接收者必须经过第三者的中转。间接沟通的优点是不受时间和空间条件的限制。其缺点是较浪费人力和时间。

**3. 单向沟通和双向沟通**　按照沟通信息有无反馈分类，人际沟通可分为单向沟通和双向沟通。单向沟通指单向信息流动的人际沟通。在沟通时，沟通双方的地位不变，一方只发送信息，另一方只接收信息而不向对方反馈信息，如做报告、大型演讲等。单向沟通的优点是信息传递快，其缺点是缺少信息反馈，沟通信息准确性差。当接受者不愿接受意见或任务时，容易引起不满与抗拒。双向沟通是指双向信息流动的人际沟通。在沟通时，发送信息者与接收信息者之间的地位不断变换，信息沟通与信息反馈多次往复，如交谈、协商、谈判等。双向沟通的优点是能及时获得反馈信息，沟通信息准确性较高，通过沟通有助于联络和巩固双方感情。其缺点是信息完整传递速度较慢，接受者可以反对信息发送者的意见，在一定条件下可能给发送者造成心理上的压力。

**4. 正式沟通和非正式沟通**　按沟通的组织结构特征分类，人际沟通又可分为正式沟通和非正式沟通。正式沟通是指组织中依据规章制度明文规定的原则和渠道进行的沟通。例如组织间的公函来往，组织内部的文件传达、指示汇报、书面报告等。非正式沟通是人们以个人身份进行的人际沟通活动，诸如人们私下交换意见，议论某人某事等。其沟通对象、时间及内容等都是未经计划和难以确定的。非正式沟通是因组织成员的感情和动机上的需要而形成的，其沟通途径超越了部门、单位以及层级的范围，体现了个体的各种社会关系。

## 二、人际沟通的基本原则

要进行医患双方的有效沟通，必须遵循以下基本沟通原则。

**1. 尊重**　每个人都需要尊重，尊重又分为自尊和他尊。在尊重自己的同时，更重要的是要尊重他人。在尊重他人的过程中，自己也同样会享受到他人的尊重。无论在什么场合、和什么人沟通，如果能把尊重放在第一位，沟通就成功了一半。

**2. 诚信**　诚信是沟通的基础和前提。沟通最基本的心理保证是安全感，没有安全感的沟通是难以发展的。只有抱着真诚的态度与人沟通，才能使对方有安全感，从而引起情感上的共鸣。

**3. 明确**　当信息沟通所用的语言和传递方式能够被接收者所理解时，就可以认为它传递的信息是明确的。明确的信息能起到沟通的效果，所以沟通过程中要使用通俗易懂的语言。传递信息时，用别人能够理解的文字、语言、语气来表达，是信息传递者的责任。要求传递者有较强的语言和文字表达能力，并熟悉信息接收者所用的语言。

**4. 理性**　确保沟通在理性的基础上进行，要避免情绪化。当处于愤怒、抑郁、恐惧的状态下，或者当大脑被众多想法填充时，大脑很难正常思考。非理性思维状态下的沟通对象，会使沟通变得既"理不清"也"讲不明"。学会控制自己的情绪，冷静理清这些造成情绪困扰的原因，可以帮助我们更清楚地思考、更有效地沟通、更正确地处理问题。

**5. 连续性**　有效沟通还必须具有时间、沟通内容与方式上的连续性。也就是说，沟通主体之间要达成有效的沟通，必须考虑到相互之间沟通的历史背景。因为人们是依据自己的经验、情绪和期望对各种情形做出反应的。如果不了解沟通对象的过去，会对预测他现在或将来的行为有所影响。

## 三、影响沟通的个人因素

在人际沟通过程中，由于诸多个体内在因素的存在和影响，使信息的沟通交流不能完全被彼此所了解和接受。因此，需要特别加以注意。

**1. 信息表达和理解的能力**　指沟通者能否将信息准确地表达和理解。如儿童、智力低下者、精神疾病患者、神志不清者等，其语言能力和思维能力影响他们对信息的表达和理解。

**2. 沟通者的生理及情绪状态**　指沟通者身体及情绪上是否处于舒适、放松的状态。舒适的状态、稳定的情绪有利于沟通双方系统地表达和交流信息。如果任何一方处于愤怒、激动、焦虑或身体不适状态均会影响沟通的效果。

**3. 个性心理特征**　个体能力、性格、气质及品德修养的优劣，对沟通的效果起着举足轻重的作用。品行良好、性格豁达、开朗的人总能有效地与人沟通，交到更多的朋友，而不良的个性心理特征，如以自我为中心、孤僻、多疑、自卑、妒忌等会阻碍人际沟通的有效进行。

**4. 不恰当的沟通方式**　在人际沟通中不恰当的沟通方式也会影响沟通的有效进行。常见的几种阻碍有效沟通的不恰当的沟通方式有改变话题、催促对方、主观判断或早下结论、虚假或不适当的安慰和保证等。

## 四、医患沟通的基本原则

**1. 以人为本**　现代社会发展以人为核心，以满足人的需求为价值取向。如今人们的就医需求已经从单纯的生理需求向生理、心理、社会综合需求转变。人们不仅需要优质的医疗技术服务，还需要从心理上得到关怀与尊重。在医疗卫生服务中，一方面要尽可能满足患者治愈身体疾病的需求；另一方面，要给予患方尊重、平等、关爱等精神慰藉。医患沟通的重要目的就是给患方更多人文关怀，促进其身心健康。

**2. 诚信**　诚信是一个人或组织在社会中赖以生存和发展的基石，也是医患沟通的基础和前提。只有讲诚信，才能建立一个良好的医患关系。医务人员需特别注意：要主动赢得患者的信任，医务人员只有在医疗服务的各环节中，言行举止诚实守信，才能获得患者的信任和配合，增加患者的依从性，也使患者更加尊重医务人员。医患沟通中的诚信，不仅表现在话语的真实，更是医务人员恪守医德、遵章守法的行为和优良医疗能力的综合体现。

**3. 维护患方权益**　医患沟通作为医疗行为的重要组成部分，在维护患方权益方面发挥着其他具体医疗行为不可替代的作用。医方通过传递一系列疾病相关的正确信息，能够直接保障患方的平等医疗权、疾病认知权、知情同意（选择）权、个人隐私权、求偿权、监督医疗过程权等患方权益。因此，医务人员必须将维护患方合法权益作为重要的职业操守，并通过医患沟通这一途径加以实现。

**4. 尊重医学科学**　医患沟通是医患双方在医疗专业服务中的信息传递。医患沟通中的信息是由不断涌现的医药科学信息与高科技手段相关内容所构成的，是当代科学进步的重要标志，医患沟通的核心内容都与之相关。医务人员应把握好尊重医学科学与实施人文关怀的尺度，将医学科学作为沟通的基础，将人文关怀作为沟通的目标，客观真实地传递诊断、治疗、风险及预后信息，理性传达医学科学信息，从而使患方全面、正确地了解医疗相关信息。

**5. 有效地表达信息**　医方有效地表达信息才能与患方进行有效交流，医患才能达成共识。医疗服务过程中，医方显然较患方强势且主动，因此医方必须通过口头语言、肢体语言、书面语言及环境语言等方式有效地表达信息。在医疗服务中，相比于其他信息表达方式医务人员的肢体（行为）语言和口头语言对患方影响更大，效果更好。这是因为这两类语言信息直接体现了医者救死扶伤的态度和医学人文精神，患方的感知度最高。

**6. 主动地医患合作**　诊疗活动过程需要医患全程合作，医患沟通更需要合作　①医方要主动沟通，才能保持畅通的信息渠道，这是医患沟通的前提；②医方要引导患方，耐心倾听患方需求，充分告知患方相关的医疗信息，在让患方参与医疗决策的过程中，给予医学专业的指导；③患方自愿是医方医疗行为的必备条件（特殊患者除外）。总之，良好的医患沟通需要医方全程主动引导患方，并给予患方各种力所能及的帮助，使医患沟通的效益更大。

## 素质提升

### 医患沟通应从人文关怀开始

　　医务人员在医患沟通中要树立人文关怀理念，以人道主义的精神对患者生命与健康、尊严、人格真切关怀和关注。医患沟通强调医务人员与患者进行深层次的情感交流，不是简单的你问我答。要关注诊疗过程中的细节，了解患者背后的故事；要尊重患者的思想和感受、患者的期望与需要、患者与治疗相关的经济和精神等因素，时时刻刻为患者着想、为患者提供一个信任、和谐、友善的诊疗沟通环境。

## 五、医患沟通的一般方法

### （一）修炼沟通性情和意识

　　良好的沟通效果是建立在个体良好的自我性情和意识的基础上。

　　**1. 认识自我**　要说服他人，先要说服自己；要了解他人，先要了解自己；这样才能"知己知彼，百战不殆"。我们要做到清晰地认识自我，既知道自己的优势，也知道自己的劣势，能正确评价自我，进而达到自我发展的目标。

　　**2. 情绪管理**　有一句话说得好："我们没有办法阻止事情发生，但我们可以决定这件事带给我们的意义。"要想管理情绪，我们应端正基本的人生态度，养成均衡的处世态度和增进乐观的为人情怀。在心平气和、海纳百川、且慢发作的情绪下，我们的沟通才会是有效的。

　　**3. 换位思考**　换位思考是建设性沟通、人际关系持续性发展的重要元素。换位思考其实就是"理解"别人的想法、感受，从对方的立场来思考事情。

### （二）培养沟通能力

　　沟通能力是一种能证明个人具有社会工作能力的一种能力，是一个人人际交往的核心竞争力。不仅表现为能说会道的能力，还包罗了一个人从穿衣打扮到言谈举止等一切行为的能力。

　　**1. 用言辞修饰沟通**　语言表达恰当与否的真谛是能否在恰当的时候和适当的场合用得体的方式表达自己的观点。要想具有较好的言辞修饰、表达能力，就要求医务人员博览群书，建立起自身的语言词库，在言语沟通中提高言辞艺术。只有这样我们才能在口头沟通、书面写作中进行有效地信息交流。

　　**2. 用身体语言强化沟通**　在日常交流中，在运用口头语言和书面语言的同时，也用许多非语言的方式进行沟通，包括身体动作、姿态、仪容仪表等。将这种非语言的沟通方式统称为"身体语言沟通"。

　　**3. 用实践锻炼沟通**　具备了沟通意识之后，还应在实践中锻炼沟通能力。无论是在校学习期间，还是实习工作期间，我们都应主动尝试在各种场合与各种人群沟通。因为凡是与人打交道的工作，实践经验比书本知识重要和实用。每个人的性格特点不同，与之沟通的方式也会不一样。只有在实践中磨炼，并不断总结经验，才能逐渐学会有效沟通。

### （三）锤炼沟通技巧

　　**1. 积极倾听**　倾听是一种主动的过程，了解他人内心世界的第一步就是认真倾听。在陈述自己的观点说服对方之前，先让对方畅所欲言并认真聆听。在倾听时要保持心理高度的警觉性，随时注意对方倾谈的重点，要能站在对方的立场。每个人都有他的立场及价值观。因此，必须站在对方的立场，仔细地倾听他所说的每一句话，不要用自己的价值观去指责或评断对方的想法，要学会理解对方。

　　**2. 鼓励对方先开口**　鼓励对方先开口可以降低谈话中的竞争意味，由于不必担心竞争的压力，可以专心倾听重点。对方先提出他的看法，我们就有机会在表达自己的意见之前，掌握双方意见一致之处。

**3. 通俗易懂**　如果沟通的对象对所谈话的领域不熟悉，切勿用态度十分坚决和肯定的语气，用太过专业的术语与之交流，否则倾听者会因为说话者的态度而有情绪上的抵触，使沟通难以有效进行。即使是某个领域的专家，有时仍应学会保持沉默，多倾听别人的意见，用通俗易懂的语言表达自己的观点。

**4. 目光交流**　聆听时，必须有目光交流。人们根据在交流过程中是否看着对方来判断对方是否在聆听并"吸收"说话的内容。

**5. 感性回应**　感性回应就是把对方所说的话加上自己的感受一并表达出来。例如，对方说"吃早饭对身体很重要"，回应说"吃了早餐才开始工作，身体暖暖的，做事才会起劲嘛"。感性回应就是在对方说了的事情上，把自己的感受提出来与对方分享。如对方接受，他便也能够与你分享他的感受。而感受分享是一个人接受另一个人的表示。

**6. 积极反馈**　积极反馈有两种，一种是正面的反馈，另一种是建设性的反馈。正面的反馈就是对对方做得好的事情予以表扬，希望好的行为再次出现；建设性的反馈就是在对方做得不足的地方，给他提出改进的意见。建设性反馈是一种建议，而不是批评。积极反馈要注意就事论事，切记不能涉及别人的人格尊严，带有侮辱别人的话语千万不要说，这些只能加深双方的敌对和对抗情绪，与最初的沟通愿望背道而驰。

**7. 谨防心理学效应误区**　影响人际沟通的心理规律有首因效应（又称第一印象）、近因效应（也称最后的印象）、晕轮效应（又称光环效应、月晕效应）、期望效应（皮格马利翁效应）等，这些效应会对人际沟通产生重要影响，既有正面的影响，也有负面的影响。例如，第一印象并非总是正确的，但却总是最鲜明、最牢固的，并且影响着今后双方交往的过程。一般来说，在对陌生人的认知中，首因效应比较明显，而对熟人的认知中，近因效应比较明显。晕轮效应在人际沟通中较容易产生以偏概全的现象。期望效应是当人们感受到被某人期望时，除了感激之情外，还会对其产生亲近感。我们在医疗工作过程中，要多运用人际交往心理学效应积极的方面。

### 🛏 课堂案例

**案例 2-2**　扁鹊进见蔡桓公，对蔡桓公说："您在肌肤纹理间有些小病，不医治恐怕会加重。"蔡桓公认为自己没有疾病，不予理睬。待扁鹊离开后，蔡桓公说："医生喜欢给没病的人治'病'，以此来显示自己的本领。"过了十天，扁鹊再次进见蔡桓公说："您的病在肌肉里，不及时医治将会更加严重。"蔡桓公不理睬。扁鹊离开后，蔡桓公又不高兴。又过了十天，扁鹊再一次进见蔡桓公说："您的病在肠胃里了，不及时治疗将要更加严重。"蔡桓公又没有理睬。又过了十天，扁鹊远远地看见蔡桓公，掉头就跑。蔡桓公于是特意派人问他。扁鹊说："当病在肌肤纹理之间，汤熨的力量就能治好；病在肌肉里面，用针灸可以治好；病在肠胃里，用汤药可以治好；病在骨髓里，医生是没有办法医治的。因此不再请求为他治病了。"过了五天，蔡桓公身体疼痛，派人寻找扁鹊，扁鹊已经逃走了。蔡桓公因此不治而死。

《扁鹊见蔡桓公》这个故事大家耳熟能详。扁鹊看出蔡桓公有疾病，并劝其治病。蔡桓公却不信任扁鹊，导致错过了最佳治疗期而无法医治。我们对这个故事的结论大多集中在蔡桓公讳疾忌医，不肯听劝的角度。从医患沟通的角度看这个故事，扁鹊作为一位医生，在与患者蔡桓公进行沟通时，并没有做到有效沟通，与蔡桓公四次的沟通都以失败告终。纵然医术高明，如果缺乏良好沟通，还是没有办法医治好患者。

案例解析

**案例讨论**　请问扁鹊在医患沟通中有哪些不足之处值得我们思考和借鉴。

# 目标检测

答案解析

## 一、单选题

1. 以下哪些不是患病后常表现的心理状态（　　）

   A. 默认心理　　　　B. 恐惧心理　　　　C. 孤独心理　　　　D. 敏感心理

2. 不属于患方义务的是（　　）

   A. 配合医生诊疗

   B. 给付医疗费用

   C. 在医方告知的情况下，患方对自己的诊疗选择作出决定

   D. 对医疗服务及保护患方权益的工作进行监督

3. 患者的知情同意权不包括下列哪项内容（　　）

   A. 有权了解自己所患的疾病，包括检查、诊断、治疗、处理和预后情况，并有权要求医生作出通俗易懂的解释

   B. 有权知道为其提供医疗服务人员的身份、年龄和专业地位

   C. 有权知道处方的内容，出院时有权索要处方的副本

   D. 有权检查医疗费用的去向，并要求院方逐项作出解释

4. 以下不属医患沟通的基本原则是（　　）

   A. 以人为本　　　　B. 诚信原则　　　　C. 密切合作原则　　　　D. 同情原则

5. 构成医事行政责任，一般应具备的条件不包括（　　）

   A. 行为人实施了违反医事法律规范所规定的义务

   B. 行为人主观上必须要有过错

   C. 行为人主观上不一定要有过错

   D. 违法行为造成损害后果，法律明规定应当追究法律责任

## 二、多选题

1. 尊重原则是指导医务人员对患者及其家属的人格和尊严的全面尊重，包括（　　）

   A. 尊重患者的生命和生命价值　　　　B. 尊重患者的人格

   C. 尊重患者的隐私权　　　　D. 尊重患者的自主权

2. 若医生对患者说"说了您也不懂"，从沟通的效果角度考虑，可以更换为（　　）

   A. 这个问题比较复杂，可能一时说不清楚

   B. 这会儿正在忙，等空闲的时候我再详细解释

   C. 这个问题即使弄明白了，意义也不大

   D. 您知道就可以了，不需要明白

3. 医患沟通中以下哪些方面是应该避免的（　　）

   A. 讲话过分简单，呈程式，比如：病情危重，可能人财两空，可能有后遗症

   B. 过分夸大病情使患者及家属丧失信心

   C. 不考虑疾病的复杂性、严重性，对病情表述轻描淡写，使患者及家属对医务人员的期望值过高

   D. 病情描述过分专业化，使患者及家属无法理解

### 三、简答题

1. 简述患方的权利与义务。
2. 简述医患沟通的伦理原则。
3. 简述医患沟通的原则。

### 四、实践演练

请根据以下案例资料，以情景剧方式进行实践演练。

案例背景：某医院眼科，每天早上 8 点 30 分眼科医生开始查房，因为要在裂隙灯下检查，值班医生会将患者带到暗室等候。某天早上，值班医生将 3 床患者带到暗室。因为检查的患者多，3 床的患者因等待时间长而生气，自己回到病床不让医生检查。科室主任去到病床边，患者也不肯出来检查，此时患者大发脾气，不听劝说。

情景表演：若你面对这种情况会如何处理？

医患沟通情景剧表演评分标准

| 项目 | 标准/要求 | 权重 | 学生自评 | 教师评价 |
|---|---|---|---|---|
| 患者心理解析 | 能换位思考案例中的患者心理 | 30% | | |
| 医患主动沟通 | 能主动进行医患沟通，能主动探寻患者的需求和问题 | 30% | | |
| 团队协作 | 团队协作良好 | 20% | | |
| 表演 | 案例有清晰的是非观和价值观判断，表演流畅 | 20% | | |
| 合计 | | 100% | | |

**书网融合……**

本章小结　　　　　微课　　　　　题库

# 第三章　医患沟通的交流技巧

PPT

## ◉ 学习目标

1. 通过本模块学习，重点掌握医患沟通中语言类和非语言类交流技巧。
2. 熟悉非语言交流、副语言的概念。了解静态和动态非语言交流技巧。
3. 能够运用语法类、功能类、通俗类和语音类等语言交流技巧进行医患沟通。

## ≫ 情境导入

**情境描述**　患者，因胸闷、憋气，在当地多次诊治后治疗效果不满意，遂于某日上午带着所有的检查报告赴外省市某医院就诊，挂号后发现门诊候诊患者众多，在门诊等候大约2.5小时。候诊期间赵某坐立不安，神情焦急。接诊医生十分忙碌。在就诊过程中，患者向医生陈述其在当地就诊经过，并将检查结果拿出。由于担心医生没听清楚，多次强调自己的情况，但是接诊医生似乎没有认真倾听，说了一句"好的"，便写起了病历，开了化验单和新的检查单及处方后，就让患者去交费了。这样的情形让患者很不舒服，就质问医生是否有认真倾听、仔细查看病史资料。医生认为凭借自己的经验就可做出判断、进行诊疗，无须与患者过多交流解释，并认为患者的质问是一种不相信自己的表现，因而表现出抗拒和不满。患者因不良就医体验进而投诉医生看病不认真、对待患者不耐心、不与患者交流沟通，对接诊医生的态度极为不满意，且反映了在门诊候诊的等候时间过长等问题。

**讨论**　1. 上述案例反映门诊的哪些特点？
2. 接诊医生与患者沟通中存在什么问题？
3. 临床实际中，我们应该如何避免类似情况的发生？

## 第一节　医患沟通的语言交流技巧 📱微课1

语言交流是最基本的沟通方式，尤其是个体与个体之间。面对面的交流是沟通最主要的形式。俗话说："良言一句三冬暖，恶语伤人六月寒。"医患交流的语言技巧训练至关重要。

### 一、语法类交流技巧

语法指语言的结构方式，包括词的构成和变化、词组和句子的组织，是语言的行文法则。看似语法与医患沟通毫无关系，但在实际的医患沟通语言交流中，二者关系十分密切。语法类沟通技巧包括设问、请求、告知、感叹。

#### （一）设问（疑问句）

采集病史是诊治疾病的第一步，主要通过问诊实现。问诊以提问为主。但向患者提问，绝非不假思索地随意提问，内里大有文章。疑问句使用得当，可使患者对医生充满信任，有助于医生在愉悦的气氛中获取充分的临床依据；使用不当，很可能得不到患者的密切配合，得不到临床诊断所必需的病史资料，最终可能导致误诊或漏诊。问诊中的不良提问包括诱问（暗示性）、审问、逼问（逼迫式）、略问

（过于简单）与杂问（过于啰唆）。以下通过对不良提问中前 3 类的案例进行解析，体会医生在问诊时对不同句型选择取得的不同效果。

### 1. 避免暗示性提问

📋 课堂案例 ————————————

**案例 3-1**

| （误） | （正） |
| --- | --- |
| 医生：有胸痛吗？ | 医生：请问您有什么不舒服？ |
| 患者：有的。 | 患者：我感到胸痛。 |
| 医生：有喉头压迫感吗？ | 医生：胸痛时还有什么其他感觉？ |
| 患者：有的。 | 患者：觉得胸口与喉咙有什么东西压住。 |
| 医生：有放射痛吗？ | 医生：胸痛时还有什么地方觉得疼痛？ |
| 患者：不知道。 | 患者：好像左手小指也觉得疼痛。 |
| 医生：有心悸吗？ | 医生：再问一下，您觉得心跳怎么样？ |
| 患者：有的。 | 患者：有时觉得心慌。 |

案例解析

**案例讨论** 请讨论以上医患沟通中的交流技巧。

### 2. 避免审讯式提问

📋 课堂案例 ————————————

**案例 3-2**

| （误） | （正） |
| --- | --- |
| 医生：什么病？ | 医生：请问一下，您有什么不舒服？ |
| 患者：肚子痛。 | 患者：肚子痛。 |
| 医生：哪里痛？ | 医生：您觉得哪里疼啊？ |
| 患者：肚子中间。 | 患者：肚脐眼周围。 |
| 医生：哪天起？ | 医生：您什么时候开始肚子痛的？ |
| 患者：昨天起。 | 患者：昨天起就觉得肚子痛。 |
| 医生：有无呕吐？ | 医生：除了肚子痛，您还觉得有什么不舒服？ |
| 患者：没有。 | 患者：没有什么，就是有些拉肚子。 |
| 医生：有无腹泻？ | 医生：一共拉了几次？ |
| 患者：有。 | 患者：昨天到现在拉了三次。 |
| 医生：几次？ | 医生：给我说说大便是怎么样的？ |
| 患者：三次。 | 患者：全是水样便。 |
| 医生：什么样的？ | 医生：大便颜色怎么样？有没有血丝之类的？ |
| 患者：水样便。 | 患者：淡黄色，没有出血。 |
| 医生：有血吗？ | 医生：想想还有什么不舒服？ |
| 患者：没有。 | 患者：好像没有了。 |

案例解析

**案例讨论** 请讨论以上医患沟通中的交流技巧。

### 3. 避免逼迫式提问

**课堂案例**

**案例 3 - 3**

| （误） | （正） |
|---|---|
| 医生：怎么啦？ | 医生：您好，看上去脸色不好！ |
| 患者：拉肚子。 | 患者：是啊，今天一早拉肚子，三次。 |
| 医生：准吃了什么坏东西！ | 医生：一定不好受！说说大便怎么样？ |
| 患者：不清楚。 | 患者：昨晚还是挺好的，今天上午大约 5 点觉得肚子痛，就憋不住了。 |
| 医生：吃过隔夜菜吗？ | |
| 患者：不清楚。 | 医生：量多吗？ |
| 医生：吃过海鲜吗？ | 患者：多，全是水一样的。 |
| 患者：不清楚。 | 医生：颜色呢？ |
| 医生：再想想！ | 患者：就是蜡黄的。 |
| 患者：还是不清楚。 | 医生：还有什么不舒服？ |
| 医生：去过馆子吗？ | 患者：稍有点恶心，但没吐。 |
| 患者：去过！ | 医生：昨天在哪儿吃饭的？ |
| 医生：是昨天吧！ | 患者：哦，去亲戚家吃满月酒。 |
| 患者：不，是上个月。 | 医生：小菜质量怎么样？ |
| 医生：废话！ | 患者：好像有个菜不太新鲜。 |
| 患者：我说真的。 | 医生：家里还有谁也拉肚子了？ |
| | 患者：好像没有。噢，我老婆也有点，但一点儿不碍事。 |

案例解析

**案例讨论** 请讨论以上医患沟通中的交流技巧。

以上 3 个案例均为医生采集病史的对话，案例中医生提出的问题，是典型的暗示性、审讯式和逼迫式疑问句。其语法特征是医生使用的全是一般疑问句。暗示性提问实际上为患者预先设定了有限的应答范围，带有明显的医生主观性与居高临下的倾向性，而患者为满足医生的暗示需要，常趋于随声附和。临床诊断学上反复强调，采集病史应当避免暗示性问诊。避免的方法很简单，即多用特殊疑问句，少用一般疑问句。用特殊疑问句提问，对患者的应答不设限制，若配上良好的语气，可取得患者较大程度的信任。在这种情况下，患者思索自由，反映病情相对客观，通常建议采用 5W1H（who、what、when、what、where、how）的句式进行提问和交流。

### （二）请求（祈使句）

祈使句在体格检查与用药指导中应用最多。祈使句的应用最关键的是不忘一个"请"字。俗语说"礼多人不怪"。多说几个"请"字，对医患沟通有益无害。如：医生接诊时，应该主动说"请坐"，医生在听诊前要求患者解衣时，应该说"请解开衣服，让我听听您的心脏情况"。医务人员在指导骨折患者护理石膏护具时，应该说"请千万注意，觉得肢体疼痛马上来医院检查"。

### （三）告知（陈述句）

陈述句不能直白或脱口而出。如前所述，在医患交流中，医生使用的主要是问句。经过综合考虑后，描述其诊断与治疗时才用陈述句。因为医生对患者（当事人）的医治负有不可推卸的法律责任，所以对于一些患者必须知情同意的诊治决定，医生的告知须持慎重态度。应客观具体，减少发表主观性意见。

### （四）感叹（感叹句）

医生一句话，分量重千斤。使用感叹句，将对话融入情感，效果妙不可言。如："瞧，您的气色比上次好多了！""老先生，您福气好，这个病肯定会好的。"

## 二、功能类交流技巧

### （一）倾听

倾听是基本的交际礼貌之一，人与人交谈时，双方均应专心倾听对方的陈述。医生在与患者的交流中，应注意倾听患者的述说，向患者发出"我尊重你"的信号。即使最后诊断为健康，医生也应该如此严格要求自己。此谓"主动听"。

**1. 倾听是建立友谊的桥梁**  医生通过姿势、目光、表情、手势的整体协调，向患者发出"我愿意听您诉说"的信号。在倾听过程中不要随意打断患者说话，避免处理非相关事务。医生由此而获得患者的信任，甚至建立医患友谊，为取得最佳疗效营造不可或缺的心理氛围。此谓"专心听"。

**2. 倾听是一种基本接诊手段**  在接诊时，医生不仔细听取患者陈述，可能会遗漏重要信息以至出现误诊，导致医患纠纷。医生能"仔细听"病史，会尽可能地避免误诊，也不会给患者与家属带来大起大落的精神折磨。此外，也不要忽视患者家属等相关人员的陈述或补充。此谓"兼听则明"。

**3. 倾听是一种心理治疗**  倾诉是发泄不良情绪的一种良好方式，医生应当鼓励患者诉说，要让患者有机会宣泄本人的不良情绪，因此倾听也是一种心理治疗。此谓"耐心听"。

**4. 倾听是医患交流的艺术**  对于沉默寡言者要循循善诱，对于滔滔不绝者要灵活引导。倾听不等于一语不发，在患者陈述时，可利用语气词、简短词汇或肢体语言显示倾听的持续性，并鼓励其诉说。善于倾听的医生非但不会延长接诊时间，反而会节约问诊的时间。此谓"善于听"。

"通往内心深处的路是耳朵"倾听是医患沟通的第一步。

🛏 **课堂案例**

**案例 3-4**

| （误） | （正） |
|---|---|
| 患者：医生，我肚子感觉胀气。胃口也不如从前，我年轻时吃两大碗饭都没问题。都说喝牛奶胀气，我就算不喝，可是肚子照样胀。都说要多吃蔬菜，可我本来就一直吃蔬菜。您说是怎么回事？ | 患者：医生，我肚子感觉胀气。胃口也不如从前，我年轻时吃两大碗饭都没问题。都说喝牛奶胀气，我就算不喝，可是肚子照样胀。都说要多吃蔬菜，可我本来就一直吃蔬菜。您说是怎么回事？ |
| 医生：噢。（低头写病史） | 医生：先生，别着急，慢慢说。请问这种症状多久了，还有其他不舒服吗？ |
| 患者：都一年多了，我在三级医院也查不出什么毛病，因为不舒服每天都很难过！ | 患者：都一年多了，我在三级医院也查不出什么毛病。我也没有恶心、呕吐、腹泻，就是嗳气。极少感冒、发热。我住的高楼，每天没什么事情，楼上也很清静，就是这些症状让我很难过。 |
| 医生：噢。 | 医生：请问您住在几楼？（变被动为主动） |
| 患者：我听说心情好了胃口就会好一点。我尽量调整心情后，腹胀还是老样子。 | 患者：9 楼。 |
| 医生：是吧。 | 医生：常下楼吗？ |
| 患者：我很着急，到底是怎么回事，想再查一查。 | 患者：最近一年很少下楼。 |
| 医生：那您住院检查吧！ | 医生：除了腹胀，肚子还有什么不舒服？ |

患者：一定要住院？听说住院费用很贵，少说要好几万？

医生：嗯。

患者：我最怕住院了。

医生：啊？

患者：让我回去商量一下。

医生：噢。

案例解析

患者：好像没什么了。

医生：以前得过肝病吗？（抓住要点）

患者：没有。二十几年以前，我的单位有好几个人因为吃了一些食物而得了黄疸型肝炎。我也吃了同样的食物，但是没问题。

医生：胖瘦一直这样吗？（鉴别诊断所必须）

患者：变化不大。

医生：心脏怎么样，抽烟吗？让我先听听你的心肺，量个血压。（做检查）还可以。先生麻烦请您躺在床上，让我检查一下腹部。（检查腹部）

患者：我不抽烟，心脏、血压倒是还行。

医生：您平常心情如何？（人文关怀）

患者：我心情还可以。我听说心情好了胃口就会好一点。我尽量调整心情后，腹胀还是老样子。

医生：以前的检查单子有没有，请让我看一下好吗？（获取重要参考资料）

患者：给，医生。

医生：先生，很遗憾，这些检查是不够的。

患者：我很着急，到底是怎么回事，想再好好查一查。

医生：如果要找出原因，可能还要一系列检查。您也上了一定年纪了，可能住院检查会比较方便！

患者：一定要住院？听说住院费用很贵，少说要好几万？

医生：请问您家属都从事什么工作呢？（探知经济条件）

患者：女儿是老师，女婿在医药公司工作。我最怕住院了。

医生：先生，从今天的检查看，还不能下结论，我建议还是住院吧！要是检查没事，就会更放心。

患者：医生，谢谢您！那我就住院吧！

医生：请您放宽心。

患者：多谢啊！

**案例讨论** 请讨论案例中患者沟通的交流技巧。

## （二）解释

### 课堂案例

#### 案例 3－5

**（误）**

患儿家属：医生，为什么不能给孩子吃东西？

医生：拉肚子了，还吃什么东西！

患儿家属：孩子挂盐水，扎头皮针，怪可怜的！

医生：孩子脱水，需要补充水和电解质以保持体内水与电解质的平衡。

患儿家属：这怎么说呢？

医生：您听我的，准没错。

**（正）**

患儿家属：医生，为什么不能给孩子吃东西？

医生：孩子腹泻时胃肠道十分疲劳，此时不让它好好休息，反而增加高营养食物，不利恢复。好比人筋疲力尽时，您再让他跑步，他受得了吗？

患儿家属：孩子挂盐水，扎头皮针，怪可怜的！

医生：我们理解您的心情，但孩子腹泻后脱水太多，就像缺水的嫩苗一样蔫了，所以不给孩子补液不行啊！

患儿家属：那么扎就扎呗！

医生：我们打头皮针会尽量小心的。

案例解析

**案例讨论**　请讨论案例中医患沟通的交流技巧。

## （三）说服

在诊治过程中，难免会出现有些患者对检查、治疗、护理等诊疗实践不理解或不合作的情况。除了予以必要的解释以外，有时候还需要医务人员做进一步的说服工作。说服比解释要求更高、更多。说服时要保护患者的自尊心，切勿随意批评；要注入情感，让患者理解医生的善意；要应用正反两方面的说理技巧。

### 课堂案例

#### 案例 3－6

**（误）**

化验师：胡女士，抽血了。

患者：昨天抽过血了，怎么今天又要抽？

化验师：昨天是昨天的，今天归今天的，您不要混在一起。

患者：我人这么瘦，血不要给抽光了！

化验师：才这么一点血，哪有这么严重！

患者：不抽，就不抽。

**（正）**

化验师：早上好，胡女士，请准备抽血了。

患者：昨天抽过血了，怎么今天又要抽？

化验师：昨天是急诊化验，今天是肝功能化验，要空腹抽的，目的不一样的。

患者：我人这么瘦，能有多少血？

化验师：您说得也对。请放心，我就抽2ml，一点点，估计对您不会有太大的影响。

患者：我肝功能没问题，不必抽了吧？

化验师：不能那么说。有些毛病，自己没察觉，查一查，早点发现，那不是更放心了？

患者：那倒也是。好吧！

案例解析

**案例讨论**　请讨论案例中医患沟通的交流技巧。

## （四）指导

指导，即在与患者交流的过程中，通过重复、澄清、小结或总结的方式，确认医患双方的言谈内容。指导既涉及患方诉说病情的要点，也涉及医方表达处理疾病的意见。下面通过举例来分析指导的方式。

### 课堂案例

**案例 3-7**　患儿外婆：医生，这孩子身体一直很好，只是有时喉咙发炎。前几天游泳回来后，我发现他腿也肿了，手也肿了，脸也肿了，眼皮也肿了，全身都肿了。（注解）

医生：噢，手脚、眼、脸全肿了，有没有留心从哪儿先肿的？（附和、重复）

患儿外婆：好像是面孔先肿的。昨天开始小便也少了，以前的小便长，颜色也混。

医生：什么时候开始肿的？

患儿外婆：噢，是前天。

医生：昨天至现在，小便几次了？

患儿外婆：才两次，只有一点点。是不是游泳太累了，这池里的水影响他了？但今天小便颜色不混啊！

医生：大约多少？

患儿外婆：比一瓶牛奶多一点吧。小便这么少，这还是头一回呢！

医生：小便颜色混还是颜色深？

患儿外婆：噢，是颜色深，好像茶水一样。听人家说，是血尿，这么小的孩子不至于有结石吧？

医生：刚才您说孩子有时喉咙发炎，是扁桃体炎还是咽炎？

患儿外婆：那我搞不清楚了，自己吃一些药，有时吃些红霉素，有时吃先锋6号，热退了，喉咙痛也就好了。

医生：最近什么时候喉咙痛的？

患儿外婆：大约是两个星期前吧，那次发热挺高的。

医生：多少度？

患儿外婆：开始38℃，后来39℃，38.5℃，最后就退下来了。（澄清病情）

医生：最高是39℃？

患儿外婆：没错。

医生：用过青霉素没有？

患儿外婆：没有。

医生：没有用过青霉素？

患儿外婆：是的。（小结）

医生：他外婆，孩子两星期前喉咙痛，发烧39℃，没去医院治疗，自己服药好了。两天前颜面开始浮肿，昨天开始全身浮肿，小便很少，颜色像茶水一样。请问是这样吗？（总结）

**案例讨论**　请讨论案例中医患沟通的交流技巧。

案例解析

## （五）安慰

由于各种原因，某些疾病或疗效不佳，或疗程漫长，甚或不能治愈。患者难免会产生缺乏自信、情绪低落、悲观失望等情绪，倘若未能及时得到正确的心理疏导，患者易陷入抑郁绝望中难以自拔。人类已从"躯体疾病时代"进入"精神疾病时代"。有的科学家甚至认为，在21世纪，心理治疗将是人类战胜疾病的最重要手段。据统计，有许多患者因忽视心理疏导而加速了病情的发展。乐观开朗的情绪能增强神经系统的功能，促进皮质激素与脑啡肽类物质的分泌，从而增强机体的抗病能力。安慰性心理疏导的重要性就在于此。

**1. 安慰的语言类型**　医务人员在实施安慰的过程中，应当注意以下两类安慰性语言。

（1）常规性安慰　这种安慰常用于日常医疗实践中，尤其适用于住院患者。常规性安慰虽属客套，但需要医务人员务必做到。医务人员与任何患者接触，均要做到安慰词语不离口。如此可在病房中营造出一种宾至如归的融洽气氛。

（2）针对性安慰　这种安慰用于特定患者，尤其是慢性病患者、老年患者及疑难杂症患者。此时，要注意掌握最佳时机、注情心态、因人而异及语言质朴四个要点，还必须结合专门的知识才能奏效。针对性安慰旨在帮助患者树立战胜疾病的自信心。

**2. 安慰的四个要点**

（1）最佳时机　低落的情绪呈波浪形变化，有低潮、平稳与恢复正常三期。患者的情绪极低落期是安慰的不应期。待患者情绪剧烈波动之后，则为他人安慰的最佳时机。

（2）注情心态　如前所述，注情高于同情。通过医务人员的注情安慰，给予患者温暖、同情与被人理解的感觉，使其不觉得可怜无助。除了家属以外，让患者觉得社会上也有人在爱护并帮助他。世界因为有了爱，才有了今天人类高度的文明；世界因为有了爱，患者的心灵才能得到安抚，患者的伤痛才能得到治愈，甚至发生医学上的奇迹。

（3）因人而异　大禹治水，君子善导，导人必因其性，治水必因其势。安慰患者也一样，事先必须清晰地了解患者"焦"在何处，"虑"在何时，从而因"焦"而"安"，因"虑"而"慰"，正所谓"心病还得心药治"。

（4）语言质朴　工欲善其事，必先利其器。医务人员的安慰话语不在多，心诚则灵。安慰语言是指祝福、鼓励、同情、体贴类的词语，医务人员应该结合本科室特点专门练习安慰性的表达技巧，使患者在人格上得到尊重，心态上得到放松，不良情绪得到释放。

### 课堂案例

**案例 3 - 8**

<table>
<tr><td>（误）</td><td>（正）</td></tr>
<tr><td>

患者：唉，倒霉！得了这种病，还不如早点死。

医生：不能这么说，好死不如赖活。

患者：反正也活不了多久，活着还受罪。

医生：人的寿命是天命，您发愁有什么用？

患者：我真是命苦，我死以后，我老婆怎么办？我的儿子还小，唉！

医生：既然如此，那还不快吃药？

患者：吃药有什么用？指标还是下不来。

医生：唉，跟您真是说不清楚。

</td><td>

患者：唉，倒霉！得了这种病，还不如早点死。

医生：您还年轻，再说这又不是绝症。

患者：但这病也看不好呀！

医生：不能说得这么绝对。刚出院的王先生，年龄比您大得多，虽然身体比不过以前，但是活得不是好好的吗？

患者：哎，那倒是真的。我活得多长多短不要紧，一想起我老婆、孩子，心里就难过。

医生：不要难过，您真是个好丈夫、好爸爸。坚持服药，与病斗争。说句笑话，那叫与"狼"共舞。过了十年、二十年，您们还是好好的一家子。

患者：好吧，我就吃您开的药方。

医生：看，您本来就是个坚强的人。

</td></tr>
</table>

案例解析

**案例讨论**　请讨论案例中医患沟通的交流技巧。

### （六）鼓励

事不关己，关己则乱。疾病不管大小，患者总有不同程度的焦虑和应激反应。若负面心理反应过度，会导致体内儿茶酚胺、肾上腺皮质激素特别是糖皮质激素分泌过多，不利于治疗，也不利于患者康复。

医务人员应或多或少地给予患者适当鼓励。这是任何科室的医务人员必须掌握的常规心理疏导技术。对于患有严重疾病的患者，心理治疗不是可有可无的，而是非有不可。例如，在突发重大事故中，受伤者可发生严重肢体受损，甚至会造成躯体残废。此时，截肢治疗可以挽救生命，但患者在心理上可能难以承受突如其来的沉重打击。面临未来形体损毁、生活不能自理等现实问题，紧张、挫折感、焦虑、恐惧、感到命运不公等心理反应随之而生，可能诱发急性精神疾病，甚至还会有人绝望自杀。对于这一类特殊患者，医务人员必须洞察其心理变化，并给予多种心理疗法以缓解其负面情绪，帮助患者重新树立起对生活的信心，以配合临床治疗。

### 课堂案例

#### 案例 3 - 9

| （误） | （正） |
| --- | --- |
| 患者：医生，我的腿锯掉了，是真的吗？ | 患者：医生，我的腿锯掉了，是真的吗？ |
| 医生：这是真的。 | 医生：小伙子，这是真的。 |
| 患者：不截肢不行吗？ | 患者：不截肢不行吗？ |
| 医生：没办法，为了救您生命，怎么能不锯呢？ | 医生：非常遗憾，为了挽救您的生命，只好截肢啊！ |
| 患者：那留下又怎么样？ | 患者：那如果留下又怎么样？ |
| 医生：如果硬要留下，那命可保不住了。 | 医生：如果强行保留下肢，许多坏死物质被吸收后会导致肾衰，那生命可能就保不住了。 |
| 患者：我怎么这么倒霉！ | 患者：妈呀，我怎么这么倒霉！ |
| 医生：照道理您要截掉整个小腿，但我们保留了一小部分，您还算是走运的。 | 医生：按常规要截掉您整个小腿，但我们想方设法保留了一小部分足部。相比之下，您还是幸运的。 |
| 患者：医生，要知道我是个建筑工程师，这一下，我全都完了。 | 患者：医生，要知道我是个建筑工程师，这一下，我全都完了。 |
| 医生：那有什么关系，柱上拐杖，照样可以当工程师。 | 医生：我看得出，您是个很要强的人。虽然做了截肢术，但您还非常年轻，路长着呢。身体虽然有问题了，但在精神上万万不能垮下来。 |
| 患者：话是这么说，但是轮到自己头上，怎么也无法接受！ | 患者：话是这么说，但是轮到自己头上，怎么也无法接受。 |
| 医生：天有不测风云，许多事情料不到的。伤心有什么用。应该身残志不残。 | 医生：我理解，我也很同情您。年轻人，生活并没有结束，未来依然精彩！ |
| 患者：说得轻巧。 | 患者：再好，也是个残废。 |
| 医生：您还非常年轻，后面的路长着呢！ | 医生：您还非常年轻，生活并没有结束，您的作用还要大大发挥呢！ |
| 患者：我眼前都顾不上了。 | 患者：医生，您不忙的时候，能和我再聊聊吗？ |
| 医生：今天的敷料换一下，好吗？ | 医生：行，没问题。今天的敷料换一下，好吗？ |
| 患者：随意。 | 患者：行，没问题。 |

案例解析

**案例讨论** 请讨论案例中医患沟通的交流技巧。

### （七）幽默

俗话说"笑是药""笑一笑，十年少"，幽默不仅是智慧的火花，更是健康的良药、益寿的仙丹。幽默可帮助治疗疾病，我国古代称之为"谑疗"，现代称之为"幽默疗法"，在国外有"喜剧病房"或"笑疗中心"。据称，幽默发笑具有多种良性医疗作用，包括激活 T 细胞，增加免疫球蛋白 A，增强人体免疫功能，抑制某些癌细胞的生长和扩散；幽默发笑可增加内啡肽的分泌，缓解疼痛，抵抗压力激素的不良反应；幽默发笑可降低血压，促进血液循环；幽默发笑可促进肺泡气体交换，增加血氧饱和度，促进呼吸功能。

尽管"幽默疗法"的可信性尚有待科学实验的验证，但这种治疗方法已在医学界日益盛行，并得到医患双方的认同。在医患交流中，多应用幽默方式有益无害。有位"幽默疗法"的专家说，他每天给患者检查、诊断、开药，但最有成就感的时刻是患者听了他的幽默故事后放声大笑的片刻。

幽默是一种睿智的表现，与低级粗俗的笑料或滑稽可笑的动作有本质的区别。医患沟通中的幽默，需要医务人员提高人文修养，具备洞察世事的能力，针对患者的具体情况，三言两语，妙趣横生，使患者在开怀大笑中摆脱因疾病带来的紧张、焦虑、抑郁或愤怒的负面心理情绪，让健康的力量在笑声中永驻，提高患者的生活质量。

### 💡 素质提升

#### 善用语言交流技巧，有效进行医患沟通

糖尿病治疗需要制订个体化方案，有的患者治疗时血糖轻度升高，可以较快降至正常；有的患者血糖升高明显，如果降糖过快会产生很大的不适，甚至诱发急性心脑血管疾病，因此需要逐渐降低。但有患者不了解情况，向医生抱怨说："别人住几天院血糖就降到正常水平了，我都住了 10 多天了，血糖怎么还是高呀？"医生就打了个比方："降糖就像是乘坐电梯下楼一样。别人从 10 楼下去，您从 20 楼下去，您当然没有别人下得快。要是您比别人下得还快，那您能受得了吗？"

医院环境存在工作量大、环境嘈杂、病种复杂、患者流动性大等特点，就诊患者心情急切，很难在短时间内与医生建立有效的信任，所以医院里的医疗争议频发。

作为医生，经常面对身心失衡、求医心切的患者，如果医生不能调整好自己的情绪，或感到身心疲惫而对工作失去信心，反将情绪转嫁于患者，就会激化医患矛盾。因此，医生要学会正确调整、控制自己的情绪，采用合适的语言和非语言沟通技巧，尽可能保持饱满的精神状态和乐观的工作情绪，方能与患者进行良好的交流和沟通，建立相互信任的医患关系。

### 🛏 课堂案例

**案例 3-10** 患者，女性，心电图检查报告为"Ⅱ导联 ST 段非水平型降低 0.5mm，部分 T 波倒置"，患者看到报告心急如焚，急匆匆地来心内科门诊。以下是该患者与门诊医生的一段对话。

| （误） | （正） |
|---|---|
| 患者：医生，我心电图检查有问题。 | 患者：医生，我心电图检查有问题。 |
| 医生：让我看一下检查报告。 | 医生：先让我看一下检查报告好吗？ |
| 患者：是不是得了冠心病？ | 患者：是不是得了冠心病？ |
| 医生：您是医生？ | 医生：看您急的，诊断冠心病有严格的标准，不是靠一张心电图就能敲定的。 |
| 患者：要紧吗？ | 患者：我是在想，我还没有七老八十呢，还不至于现在就得冠心病。 |
| 医生：根据您的年龄，再根据您临床症状不明显的特点，可能有点心肌缺氧。 | |

患者：我好紧张噢！

医生：用得着这么紧张吗？过两星期再复查一下就得了。

案例解析

医生：不过您年过五十，尽管症状不显，但还得预防为先。

患者：那我得注意什么？

医生：您得学学我，多吃果蔬，多运动，多交朋友。您看我快60了，不是和尚，基本吃蔬；身材很高，血脂不高；钱财不多，朋友不少；虽有心悸，心中不慌；血管硬化，心却很软。

患者：说得太有道理了。

医生：我看您工作很忙，要注意劳逸结合啊！记住，生命在于运动，生命还在于睡觉。

患者：我都记住了！

医生：下周来医院复查。

患者：好嘞！

**案例讨论**　请讨论案例中医患沟通的交流技巧。

## （八）致谢

何时说谢谢，为何说谢谢。医务人员给患者治病，患者是否应该感谢医务人员。答案毫无异议。当医务人员为患者治愈了疑难杂症，患者对医务人员的态度应当是感谢的。然而，医务人员给患者治病，医务人员是否应该感谢患者。估计此问略显唐突，答案各有其解。数千年来，患者看病称为"求医"，医务人员治病抓药称为"施医"。"求医"与"施医"这两个名词在语法上构成典型的主动与被动关系，展现了中国传统的医患关系。不难理解有人会认为，医患关系本质上是服务与被服务的关系，医务人员以特有的专业知识为患者解除病痛，医务人员是个劳动者，而患者则是此劳动中的最大受益者，让劳动者向受益者说谢谢似乎不太合适。然而，从生物－心理－社会医学模式来看，医患关系不仅是服务与被服务的关系，还涉及医学伦理学更深层的理念。患者于医务人员处就医，在心理上就是把生命托付给医务人员，对此医务人员应该有一种神圣使命感，此荣誉非同一般。以此而观，医务人员"感谢患者信任"的理念应该成为当代医学伦理道德之一。

衣食父母意指生活所依赖的人，后世借用比喻一方事物之根源。如消费者是商家的衣食父母。有人提出患者是医生的衣食父母的说法。若把患者看成是医院收入的来源，医患关系再好也要土崩瓦解；若把患者看成是社会的特殊群体，以崇敬而感激的心情，把所学的技能回报社会这一特殊群体，这种心态是建立良好医患关系的基础。所以医务人员要学习应该在何时及如何向患者致谢，通过以下案例做示范。

### 课堂案例

**案例 3-11**　患者积极向医务人员提供资料时。

| （误） | （正） |
| --- | --- |
| 医生：请问您把病历、X 线片、CT 片都带来了吗？ | 医生：请问您把病历、X 线片、CT 片都带来了吗？ |
| 患者：带来了，就这些，李医生。 | 患者：带来的，就这些，李医生。 |
| 医生：（不发声）。 | 医生：这些资料很有用，谢谢。 |

案例解析

**案例讨论**　请讨论案例中医患沟通的交流技巧。

**课堂案例**

**案例 3 – 12** 患者积极配合医务人员体格检查时。

| （误） | （正） |
|---|---|
| 医生：躺在床上。把腿弯起来。不对，一个一个来。左腿，放下；右腿，放下；把腰往上抬，太低了，使劲啊！<br><br>患者：噢，我知道了。 | 医生：请躺在床上。先把左腿弯起来，对了，放下；再弯右腿，好，放下；然后尽力把腰往上抬，能不能再高一些？<br><br>患者：好的，我尽力抬高。<br><br>医生：可以了，下床。<br><br>医生：您配合得很好，谢谢。 |

案例解析

**案例讨论** 请讨论案例中医患沟通的交流技巧。

**课堂案例**

**案例 3 – 13** 患者向医务人员致谢时。

| （误） | （正） |
|---|---|
| 患者：李医生，谢谢您把我多年的毛病看好了。<br><br>医生：别客气！ | 患者：李医生，谢谢您把我多年的毛病看好了。<br><br>医生：不用谢，这是我应该做的。 |

案例解析

**案例讨论** 请讨论案例中医患沟通的交流技巧。

**课堂案例**

**案例 3 – 14** 患者向医务人员告别时。

| （误） | （正） |
|---|---|
| 患者：李医生，好了吗？<br>医生：好了。<br>患者：谢谢您，李医生再见！<br>医生：噢！再见，再见！ | 患者：李医生，好了吗？<br>医生：好了。<br>患者：谢谢您，李医生，再见！<br>医生：也谢谢您，祝您早日康复！ |

案例解析

**案例讨论** 请讨论案例中医患沟通的交流技巧。

## 三、通俗类交流技巧

### （一）医学术语通俗化

医患沟通成功与否有时与医生的表达能力有关，尤其是向患者解释关于疾病的知识及诊治方案的能力。医患交流不同于日常人际交流，其特殊性在于医患交流时双方医学信息的不对称。在这种情形下患者相对处于弱势的位置。妥善处理医学信息不对称现象，既有利于医患沟通，更有利于疾病的治疗。频繁使用专业化的医学术语，显得态度生硬、高高在上，给医患沟通造成极大障碍。所以医务人员与患者交流时，特别是对经济条件差、文化程度不高、对自身疾病认知程度低的患者，尽可能用简单易懂的通俗语言代替复杂深奥的专业术语（表 3 – 1）。

表 3 - 1　医学术语与通俗语言的转换示例

| 医学术语 | 通俗语言 | 医学术语 | 通俗语言 |
| --- | --- | --- | --- |
| 腹部 | 肚皮 | 盗汗 | 夜间出汗 |
| 股部 | 大腿 | 鼻衄 | 鼻出血 |
| 脐部 | 肚脐眼 | 胃灼痛 | 热烧心 |
| 进食 | 吃东西 | 端坐呼吸 | 坐着呼吸 |
| 月经 | 例假 | 里急后重 | 想大便，但总有拉不完的感觉 |
| 恐惧 | 害怕 | 结膜炎 | 红眼睛 |
| 麦粒肿 | 偷针眼 | 荨麻疹 | 风疹块 |
| 腮腺炎 | 大嘴巴 | 缓解 | 减轻 |
| 补液 | 吊盐水 | 腹膜透析 | 换血疗法 |
| 肠化 | 胃组织变成肠组织 | 未分化癌 | 恶性度较高的癌症 |

### 课堂案例

**案例 3 - 15**　询问病史。

| （误） | （正） |
| --- | --- |
| 医生：您常心悸吗？ | 医生：您常有心慌的感觉吗？ |
| 患者：我这个人没有多大心计的。 | 患者：经常有的，有时慌得很难受。 |

案例解析

**案例讨论**　请讨论案例中医患沟通的交流技巧。

### 课堂案例

**案例 3 - 16**　诊断。

| （误） | （正） |
| --- | --- |
| 医生：您得了 WPW 综合征。 | 医生：您得了预激综合征。 |
| 患者：什么怪病？我听不懂？ | 患者：什么叫预激综合征？ |
| 医生：就是正常房室传导系统以外的先天性房室附加通道，简称旁路。 | 医生：就是心脏正常传导路线上额外出了一条旁路，容易引起心跳增快。 |
| 患者：要紧吗？ | 患者：要紧吗？ |
| 医生：这属于先天性的心律失常，要紧不要紧，很难说。 | 医生：这属于先天性的，只要心率不超过 150 次/分，一般不需要特殊治疗。 |

案例解析

**案例讨论**　请讨论案例中医患沟通的交流技巧。

### 课堂案例

**案例 3 - 17**　治疗。

（误）

医生：您心率 160 次/分，得做射频消融术。

患者：我要做手术？

医生：不是外科手术，是用高频电流消融折返病灶。

患者：听不明白。

医生：反正一下子跟您说不清楚。您就回答我愿不愿意做？

患者：只要能看好病，我什么都愿意。

（正）

医生：我刚才跟您说过，预激综合征要是心率超过 150 次/分就要做一种特别的治疗。

患者：我很想听听。

医生：这种治疗名叫射频消融术。

患者：听上去有点怕。

医生：不用过分担心，就是用一种很快的电流来打掉您心脏那根多余的路线，不必着急，想好了再来与我商量。

患者：我明白了，甭多想了，医生我就听您的。

案例解析

**案例讨论**　请讨论案例中医患沟通的交流技巧。

### 课堂案例

**案例 3 - 18**

（误）

医生：您得了恐惧症。

患者：我没恐惧，给您这么一说，倒恐惧起来了。

（正）

医生：其实，您只是有点特殊的情绪。

患者：什么情绪？

医生：就是对某些事情或处境感到特别害怕的情绪。

患者：那倒是有的。

案例解析

**案例讨论**　请讨论案例中医患沟通的交流技巧。

在以上错误的案例中，我们发现由于医患双方医学信息的不对称，医生频繁使用专业医学术语，会让患者在沟通中产生不必要的恐惧心理；在正确案例中，医务人员将专业医学术语转换成通俗易懂的语言再传递给患者，则能很好地实现医患沟通，从而得到患者更多的依从性支持和疾病相关信息。

#### （二）普通话和方言

来医院就诊的患者来自五湖四海，方言各异。通常建议医生与患者的对话尽量使用普通话，以方便沟通。但假如某个医生能说所接诊患者的方言，也可以使用这种方言与患者交流。此时使用同一种语言，会很快拉近医患间的距离。

## 四、语音交流技巧

语音交流包括四个部分：音调（声音高低）、音量（声音大小）、语速（说话速度）、音质（发声音色）。这四部分的不同组合，可表达不同的情感内容。与书面形式相比，语音表达形式具有更丰富的色彩与内涵。俗语"听话听音，锣鼓听声""弦外之音"等均与语音学现象密切相关。同样一声"谢谢您"，如果使用的是一种反义语气，则表示的就不是愉悦，而是一种不满，甚至憎恨的情绪，由此会闹出许多笑话或矛盾。

语音学给研究医患关系的启发是医生应该善于利用语音来表达自己的感情，也应该善于识别患者语音所表达的感情。如此才能主动营造出一种亲切和谐的氛围，促成患者与医生的合作，使疾病的诊治更为有效。语音技巧绝在医患沟通中可起到妙不可言的作用。

语音交流的一般要求是音调平稳，声音不高不低；音量适中，以患者听清为宜；语速不快不慢，便于患者理解；音质柔和，使患者倍感亲切。个人的语音特征是先天决定的，但是医生为了更好地为患者服务，有必要追求更适合医患沟通的语音，此谓"春风化雨，润物柔声"。

# 第二节　医患沟通的非语言交流技巧 🅴微课2

## 一、非语言交流概述

**1. 非语言交流的概念**　非语言沟通是指无词的信息传递。无词信息与语言直接相关的部分称为副语言，如语音学；无词信息与语言不直接相关的部分才是真正的非语言沟通。在汉语中，副语言沟通与非语言沟通的定义分类有些模糊。在英语中，副语言称为 paralanguage，说明语音学也是语言的一部分；而非语言沟通称为 nonverbal communication，表明其是一种与语言学无关的沟通。本书予以分开叙述。

**2. 非语言交流的意义**　有声与无声的非语言交流均与文字表达无关，但是在人际交往中作用极大，在医患交流中的作用亦非同小可。据统计非语言交流在医患沟通交流中占比超过一半，表明非语言交流是医患沟通的重要手段之一。非语言信息表意常呈不确定性，但有时比语言信息更具真实性。因为感情发自内心，难以掩饰，即所谓"此时无声胜有声"。在医疗实践中，非语言交流技巧无处不在，只是人们较少注意到这一点。

**3. 非语言交流的模式**　在一般的人际交流过程中，双方进行动态的信息传递、相互认知和相互评价，由此产生各种各样的反应，以示对对方或相关事务的感情倾向，称为人际吸引，这也是非语言交流的模式。在一般社交中，交流双方是相对平等的，喜则相合，恶则分离，影响有限。在患者就医过程中，历来是患者迁就医生更为常见，而医生迁就患者的情况少见。指导患者如何与医生沟通是医患沟通中有待研究的课题。医疗部门针对指导患者如何就医，如何选择医院或医生，如何与医生沟通交流等内容应进行相应的科普宣传。医生应当秉持人际关系中的平等原则，努力给患者留下好印象，以便医疗实践取得良好效果。

**4. 副语言交流**　副语言交流主要与语音学有关，包括语音、语调、语速、节奏、音量、音质等。人类感情的表达很大一部分是通过副语言体现的。同样一首诗，平常人读之，效果平平；但如果专业演员演绎，则会感人至深。现实生活中，内心的感情溢于言表，无须训练，但是在医患沟通培训中，副语言必须予以重视。也许有时医生处理患者疾病问题无可挑剔，但如果其语气生硬、冷淡、急躁，同样不会取得良好沟通效果。因此在医患沟通中，要求医生心中有真情，以情带声，这样才能很好发挥副语言的作用。

## 二、非语言交流的技巧

非语言交流的技巧分静态与动态两大类，动态非语言交流技巧居多。静态非语言交流技巧包括仪表、姿势、身体距离、方向等，动态非语言交流技巧包括面部表情、目光接触、手势、身体接触等。非语言交流可跨越语言、文化、地域、国界等障碍传递信息，比语言交流技巧应用更广、更富有感染力。

### （一）静态非语言交流技巧

**1. 仪表**　即人的外表，是对一个人容貌、姿态、风度等的综合评价。一般为褒义词，本书作中性词。从狭义上讲，仪表还包括服饰、首饰、发型等的整体状态。仪表在很大程度上反映一个人的精神面貌或气质、文化程度、经济收入或社会地位等特征。在人与人之间的初次交往中，仪表也就是第一印象极为重要，对以后的交往有很大的影响。

医者不可以貌取人，但可凭患者的仪表对患者进行文化程度、经济收入、社会地位等影响因素的迅速判断，有助于制订与患者交流的策略与方法。

医生服饰整洁、仪态庄重、颇有风度，会使患者感到可靠；反之，若医生邋遢、发型夸张、首饰过度、浓妆艳抹、奇装异服，会使患者反感。虽不能以貌取人，但医生应适当注意职业形象给患者留下良好的第一印象，这也是行医素质之一。

**2. 姿势** 俗话说，坐有坐相，站有站相。医生要注重塑造自身良好的职业形象，就要从小事做起。注意自己的身体姿势就是其中一项。医生是个崇高的职业，其举止谈吐也应该体现高雅，以便提高自己在患者心目中的威信。合适的坐相和站相如下。

（1）坐相 上身直立，两肩松平，躯干与大腿呈90°，左右双脚平放，足尖向前。

（2）站相 头正颈直，两肩齐平，挺胸收腹，立腰提臀，双腿直立，两手轻放股侧。

某医院某医生总得到患者好评。患者反馈最多的是这位医生在与不能坐起的患者对话时，总是弯下腰、前倾身子，让人感到亲切、体贴。可见形体语言在医患交流中的感染力。

**3. 身体距离** 根据关系亲疏，人与人之间身体的距离分成四类：亲密型（小于0.5米）、朋友型（介于0.5~1米）、社会型（介于1~3米）和公众型（大于4米）。医患交流时的体距应采用朋友型。亲密型会让双方感到不自在。男医生接诊女患者时，距离不可太近；与性病患者交谈时，距离也不可太远，以免加重其心理压力；但与儿童、老年患者和孤独患者交谈时，可适当缩短距离。

**4. 方向** 在医患交流中的"方向"是指医生临诊时的颜面方向。在沟通学上，双方交谈大多应该是面对面，极少是背对背。同样，在医患沟通中，当患者就座后，医生若只顾写病历，颜面不朝患者，则给人一种无视患者的感觉，这种行为实在不可取。

### （二）动态非语言交流技巧

**1. 面部表情** 据说人的脸部能展示出约25万种不同的表情。面部表情是人的情绪和情感之外在表露，如喜、怒、哀、乐、忧、思、悲。面部表情既可随意变化，又可受自我意识控制。心理学家梅拉别斯经研究发现，人接受信息效果的比例为文字占7%，音调占38%，表情占55%。面部表情是人心理活动的"晴雨表"。因此，在医患沟通交流的过程中，学会读取患者的面部表情和情绪反应，是有效沟通的重要技巧（表3-2）。

表3-2 常见情绪的表情及面部反应

| 表情 | 面部反应 |
| --- | --- |
| 常见情绪1：愉悦 | 1. 嘴角向耳朵拉动<br>2. 颧骨处的皮肤堆积（隆起、褶皱）<br>3. 法令纹（鼻唇沟）中部加深，并且横向发展 |
| 常见情绪2：悲伤 | 1. 眉头上扬<br>2. 额头中间出现抬头纹，一般为短拱形。如原本就有，则会加深。儿童、幼儿或保养好的人可能没有<br>3. 眉毛整体形状的改变<br>4. 强度大，可能带动整条眉毛向中间上方移动<br>5. 内眼角上眼皮可能出现拉伸的皮肤隆起 |
| 常见情绪3：惊讶 | 1. 眉尾内侧——眉角提升<br>2. 额头两侧产生分开的抬头纹，如果本身就有，会加深。儿童、幼儿或保养好的人可能没有<br>3. 眼尾部分眉眼距离增加，强度大，可能眼皮外角出现拉伸引起的皮肤隆起 |

续表

| 表情 | 面部反应 |
| --- | --- |
| 常见情绪 4：厌恶 | 1. 眉头集中、降低<br>2. 眉头之间（印堂）出现皮肤隆起和眉间纹<br>3. 双眉整体聚拢并下降，眉眼距离减小，上眼睑降低，眼裂变窄 |
| 常见情绪 5：愤怒 | 1. 提起上眼睑，上眼睑减少或消失，使更多的虹膜暴露。一般人的虹膜 1/4 或 1/5 被遮盖，如果出现愤怒情绪，虹膜会暴露更多或完全暴露，并露出眼白<br>2. 使眼裂变宽<br>3. 强度较大，可能使整个眼眶提升，注意单独判断的特征<br>4. 愤怒中的人似乎是用一个固定的方式盯着对方看，好像眼睛突出来了 |
| 常见情绪 6：尴尬 | 1. 下唇临近中间的内侧被下拉，表现为下唇垂直向下拉动<br>2. 露出下齿<br>3. 下唇的放松，造成下唇下垂，下方可能出现褶皱 |
| 常见情绪 7：不满、不认同、拒绝 | 1. 推动下颌向上<br>2. 推动下唇向上，唇线超过平时水平<br>3. 由于皮肤被拉伸，可能导致在下颌皮肤出现褶皱，且下唇下方中部可能产生凹陷<br>4. 嘴的形状下弯<br>5. 强度足够大，下唇会突出来，尤其在双唇湿润的情况下 |
| 常见情绪 8：恐惧 | 1. 拉长嘴部<br>2. 嘴唇变得扁平、伸展<br>3. 下唇嘴角内侧斜向下拉<br>4. 鼻唇沟皮肤斜下向两侧拉伸<br>5. 下颌皮肤伸展，两侧凸出，下颌皮肤变得扁平或产生皱纹<br>6. 鼻翼斜下向两侧拉伸，鼻孔变大<br>7. 将嘴唇向后拉向两侧，主要是水平，但也可能向上或向下<br>8. 临近嘴角的面颊变得扁平 |

　　患者因病就医，多处于焦虑状态，脸上难以呈现笑容，实属正常。排除人为因素，患者痛苦的表情一般与病情的程度成正比。医生不但要从专业角度，而且还要从心理学角度观察患者表情，揣摩患者对诊疗措施的接受程度，及时调整诊治措施。例如，医生观察到患者眉头紧皱，欲言又止，此时就应该鼓励患者继续诉说病情；若发现患者愁容满面，就应该主动关心，发现并化解患者心里的症结。

　　**2. 目光接触**　眼神为向人示意的目光，目光接触即为眼神交流。前者强调单方，后者强调双方。人际交流有多种技巧，但有时话不在多，只要一个眼神，就足以传达信息。这充分说明眼睛是心灵的窗户。

　　根据目光的迫切性可判断患者的需求指数。患者主动的目光接触是希望交流的信号，患者目光恍惚是不理解医生陈述的信号。医生在与患者的目光接触交流中，需适时适度给予反应。对于情绪悲伤、抑郁症或儿童孤独症的患者，其目光接触均异于身心健康的人，应该及时发现并处理。

　　从心理学而言，人与人的目光接触有正视、斜视、环视、点视、虚视及无视等 6 类，患者最不能接受的是第 6 类——无视。在医患沟通中，目光接触是重要的。医生即使在接诊中没有出现医学专业上的错误，不与患者进行目光接触的行为也是不妥当的。因为医生真诚的眼神是患者信任的基础，是医患双方心灵沟通的神奇之波。医生应该在眼神中露出真诚与热情，使患者感受到来自医生的尊重，使医生更可信、可亲、可敬。医生和患者之间应根据不同情况选择合适的目光接触才能进行良好的医患沟通。请参考如下场景的艺术处理方式（表 3 - 3）。

表3-3　医生目光接触患者的艺术处理方式

| 目光接触方式 | 目光投射特征 | 效果 | 场合 | 注意 |
|---|---|---|---|---|
| 正视 | 面部眼鼻嘴三角区，以鼻尖为中心 | 患者感到医生的认真与诚恳 | 问诊、医疗指导、释疑 | 不可滞留过久或直视眼球 |
| 斜视 | 侧目相视 | 鄙视和轻视 | 一般禁忌 | 不可使用该表情 |
| 环视 | 在特定范围内作目光"扫描" | 尊重全体在场人员 | 教学查房，与患者及其家属谈话 | 眼神柔和，避免扫视 |
| 点视 | 目光专注一点 | 提请患者注意 | 体格检查 | |
| 虚视 | 视向远方却视而不见 | 缓解患者紧张心理 | 用于神经质患者，或避开异性敏感部位 | |
| 无视 | 低头不见 | 无视患者 | 绝对禁忌 | |

**4. 手势**　手势也是一种动态的无声信息。在一般社交中，有招手、挥手、拍手、拱手、抚手、搂手、捧手、攥手等诸多手势，可以传达复杂微妙的情感。在临床工作中，手势的应用远不如普通的社交场合多，但是适当使用手势仍可起到强化信息传递的作用。如指导老年患者服药时，用手指表示服药次数；对皮肤科患者可用手势做模拟；对儿科患者可用手势逗乐小孩以确保体检完成等。握手也属于手势。见到对方可通过握手传达乐于相见的想法，使对方感到亲切，解除对方潜在的戒备心理，从而进行真诚的交流。出于卫生学考虑，医生一般不宜与患者握手。但是在特殊场合，握手意义重大，是崇高的精神与勇气的体现，如主动与艾滋病患者的握手。

**5. 身体接触**　在一般沟通中，身体接触具有丰富的内容，包括接触、拥抱、推动、手拍对方身体、撞胸等，其反映了一种亲密的感情或吸引人的注意。在医患交流中虽然无须这般复杂，但是适当的身体接触，也能体现医生对患者的一种关怀。例如，有一位老中医，常在诊疗患者之后，用手轻轻按压对方的手背，同时说些鼓励的话。动作虽小，却充分体现出一位老中医对患者的真心关怀。

# 目标检测

答案解析

## 一、单选题

1. 近年来医患关系紧张的直接原因是（　　）
   A. 经济发展转轨和社会转型造成的利益格局调整以及新旧观念的碰撞
   B. 医患双方自身全面认知的不足
   C. 医学事业的进步与发展
   D. 现代医学模式的转变

2. 患方的权利不包括（　　）
   A. 享有合理限度的医疗自由
   B. 知情权和同意权
   C. 在医方告知的情况下，患者对自己的诊疗选择作出决定
   D. 隐私权

3. 当代社会心理学研究大致包括的问题中错误的是（　　）
   A. 大社会群体中的社会心理现象
   B. 个体社会心理的研究

C. 社会心理学的实际应用

D. 群体外部的动态

4. 不属于重建医患关系原则的选项是（　　）

A. 坚持以人为本，促进经济社会可持续发展

B. 确立满足人民群众日益增长的健康需求原则

C. 努力创新、完善医患关系原则

D. 利于现代医学健康发展原则

## 二、多选题

1. 临床实践中，医务人员应当熟练使用的语言主要有（　　）

A. 安慰性语言　　　B. 鼓励性语言　　　C. 积极性暗示语言　　　D. 指令性语言

2. 沟通的三大要素是指（　　）

A. 一定要有一个明确的目标

B. 语言和肢体语言的配合

C. 达成共同的协议

D. 沟通信息、思想和情感

3. 使儿科医患沟通有效的因素有（　　）

A. 因人而异的沟通方式

B. 家属配合

C. 良好的医疗技术

D. 有特点的就医环境

## 三、简答题

1. 简述患者义务。

2. 简述医患沟通的原则。

3. 简述患者的权利。

## 四、案例分析

1. 患者，男性，因"消化性溃疡伴上消化道出血（出血量较大）"首次入院治疗。患者因不明确病情转归及恢复时间，又因手头工作紧，家里孩子即将迎接中考，故心情较抑郁。作为管床医生，你将如何与之做好沟通？

2. 患者因患卵巢癌住院。虽然医生积极加以治疗，但都无济于事，医生判断至多只能活 2 个月了。患者自感来日不多，绝望地请求医生"能否再活 3 个月，好参加女儿的婚礼"。假如你是医生应怎样做好沟通，你的处理方案涉及哪些伦理问题？

3. 在医患日常的交流中，患者提出了医疗以外的如法律方面的较专业的问题，作为临床住院医师的你一时无法回答。请问你应如何应对？

4. 某医院发生一起医患纠纷，一名 60 多岁的患者，因患胸部肿瘤来医院检查并住心胸外科，由于患者对手术非常恐惧，其家属一再要求医生对患者淡化病情，为了给患者做手术，医生和家属对患者都称是小手术。然而在手术前一天一位年轻的麻醉师来到患者床前做检查，对患者讲"您的病情很重，需要做开胸手术，要做好准备！"此话一出，患者当即吓得面如土色，突然倒在地上不省人事，抢救 90 分钟后医生宣布患者死亡。在该案例中医生向患者隐瞒实情，称做小手术，是否是欺骗患者？麻醉师与患者的沟通是否存在问题？从本案中你得到哪些沟通伦理的启示？

### 五、实践演练

1. 请收集媒体上有关医患沟通正面与反面的资料，编写成医患沟通的情景剧进行表演。

**医患沟通情景剧表演评分表**

| 项目 | 标准 | 权重 | 学生自评 | 教师评价 |
|---|---|---|---|---|
| 资料收集 20% | 医患沟通成功案例 1～2 例 | 10% | | |
| | 医患沟通失败案例 1～2 例 | 10% | | |
| 情景剧编撰 50% | 案例剧情贴合实际 | 10% | | |
| | 案例中运用到语言类相关沟通技巧 | 20% | | |
| | 案例中设计了非语言类沟通技巧的场景 | 10% | | |
| | 案例有清晰的是非观和价值观判断 | 10% | | |
| 情景剧表演 30% | 团队协作良好 | 10% | | |
| | 情景表演仪态大方、表演流畅 | 15% | | |
| | 情景表演语言标准 | 5% | | |
| 合计 | | 100% | | |

2. 通过医院实习或者访谈医药专业人员，请整理不同科室医务人员的基本职业用语与禁语。

**不同科室医务人员的基本职业用语与禁语表**

| 科室 | 角色 | 基本职业用语 | 基本职业禁语 |
|---|---|---|---|
| | | | |
| | | | |
| | | | |

3. 安排两组学生，分别担任正方与反方辩手，对如下选题进行辩论演练。

**《医务人员仪表对医患沟通的影响》辩论赛评分标准**

| 项目 | 标准 | 权重 | 学生自评 | 教师评价 |
|---|---|---|---|---|
| 辩方观点 20% | 观点明晰 | 10% | | |
| | 倡导正确的价值观、无意识形态问题 | 10% | | |
| 证据收集 30% | 举证明确 | 15% | | |
| | 证据来源可靠 | 15% | | |
| 辩论情况 30% | 逻辑清晰 | 15% | | |
| | 辩论有理有据 | 15% | | |
| 仪表仪态 20% | 语言清晰流畅 | 10% | | |
| | 团队分工协作有效、合理 | 5% | | |
| | 着装整齐、规范 | 5% | | |
| 合计 | | 100% | | |

**书网融合······**

| | | | |
|---|---|---|---|
| 本章小结 | 微课1 | 微课2 | 题库 |

# 第四章　临床各科室的医患沟通实践

PPT

## ◎· 学习目标

　　1. 通过本章学习，掌握非语言交流的概念，重点把握医患沟通中功能类和非语言类的交流技巧。

　　2. 学会医患沟通中的语法类交流技巧。

　　3. 具有运用通俗类交流技巧进行医患沟通的能力。

## ≫ 情境导入

　　**情境描述**　患儿，男性，4岁。3天前因精神不好，被家属带到医院儿科就诊，测体温38.9℃。患儿家属十分焦急，挂号候诊队伍很长，等待一个多小时才被叫号接诊。进入诊室患儿看见医生就大声哭闹，拒绝看病。医生简单询问了一下病史，进行了听诊，接着拿着压舌板想看患儿喉咙情况，可患儿无论如何也不配合，紧闭牙关不肯张嘴，患儿家属怎么哄也无济于事。无奈只能强制做了喉咙检查，孩子为此哭闹不止。检查后，医生直接在电脑上开了药。患儿家属想了解一下具体开了什么药，医生没有来得及详细解释，下一个患儿也着急就诊。看着后面等待看病的家长们，患儿家属也不敢再多问，抱着患儿匆匆离开了诊室。

　　**讨论**　1. 上述案例反映了儿科门诊的哪些特点？

　　　　　　2. 医务人员应该如何与患儿及其家属进行有效沟通？

## 💡 素质提升

### 善用沟通技巧，构建良好医患关系

　　儿科医疗环境中普遍存在工作量大、环境嘈杂、病种复杂，就诊患儿家属心情急切，很难在短时间内与医生建立有效的信任，所以医院里的医疗争议频发。据有关研究显示，大部分儿科医患纠纷是由于沟通不良或障碍导致的。作为一名儿科医生，经常面对身心失衡患儿家属的某些冲动性言行，如果医生不能调整好自己的情绪，或感到身心疲惫而对工作失去信心，或将情绪转嫁于患者，就会激化医患矛盾。因此，医生要学会正确调整、控制自己的情绪，并学会自我释放压力的方法，采用合适的医患沟通语言技巧和非语言技巧，在工作中尽可能保持饱满的精神状态、乐观的工作情绪，方能与患者建立良好的交流沟通，增加患儿家属的信任感。

## 第一节　内科的医患沟通实践

　　内科的诊断、鉴别诊断较多，应对疑难杂症和处置突发紧急情况都是对内科医生的考验，熟练的医患沟通技能可以帮助内科医生与患者及其家属沟通，更好、更有效的诊治疾病。随着社会发展，高血压、糖尿病、冠心病、慢性阻塞性肺疾病等内科疾病发病率增高，老年人增多，患者长期、反复就诊，身心疲惫。良好的医患沟通是内科诊治过程必不可少的重要技能。

## 一、内科住院患者的特点

**1. 焦虑**　焦虑是指一种缺乏客观原因的内心不安或无根据的恐惧，主观上感到紧张、不愉快，多伴有自主神经功能异常，患者常有心悸、胸痛、血压增高及其他系统的相关症状。一方面，内科疾病的长期性、反复性等特点使患者易产生焦虑情绪；另一方面，焦虑也是某些内科疾病的诱因，如心血管疾病、呼吸系统疾病等。

**2. 怀疑**　患者在获悉病情后，常感到难以置信，甚至慌乱烦躁。如患者在体检中发现高血糖并被诊断为糖尿病后，一些患者不愿面对，反复到不同的医院，找不同的医生就诊，希望能推翻诊断。有些患者不能接受终身服药的现实，四处寻医问药，希望能发现可以"根治"的良方，故很容易上当受骗。有些肾脏疾病患者可以出现神经系统症状，出现多疑敏感、被动依赖、以自我为中心等。

**3. 紧张**　心脏病发生意外事件的比例高，易受关注，有心理障碍者对此更为敏感，亲人或同事的心源性猝死、脑卒中等意外事件会加剧患者紧张。出现任何胸背部、头部不适或疼痛均会联想到是否患了心脏病，或者原有的心脏病是否加重，因此反复就诊、过度检查、依赖服药。患者多谨小慎微，日常活动受到限制。

**4. 抑郁**　抑郁是一种常见的心理障碍，以持久的情绪低落为主要特征，部分患者表现为一些躯体症状。抑郁是患者不遵守医嘱、主动终止治疗甚至自杀的主要原因。心血管疾病、慢性肾病及神经系统疾病患者更容易出现抑郁症状。

**5. 恐惧**　内科系统疾病急症多、病情复杂、并发症多。有些疾病临床表现急骤、凶险，死亡风险很高，患者常面临即将死亡的感受，加重其恐惧心理。有些疾病常需要进行侵入性检查或治疗，这些措施在为患者带来诊治益处的同时，也不可避免地带来创伤、痛苦、严重并发症，由于对这些操作的潜在风险未知，患者及其家属常内心充满恐惧，进而可能影响到后续的检查和治疗。

**6. 自卑**　呼吸系统疾病症状明显，并易与传染性疾病相关联。因此呼吸系统疾病患者易产生自卑情绪。如过敏性鼻炎合并过敏性哮喘患者常有打喷嚏、鼻流清涕和咳嗽等症状，易被误认为是流感而被人刻意回避和疏远；慢性阻塞性肺疾病、支气管扩张、肺结核患者大量咳痰甚或咯血会给人带来明显的不良观感；慢性咽喉炎、支气管炎疾病患者等长期咳嗽会打扰他人的生活和工作；老年女性患者常因剧烈咳嗽引起小便失禁而陷入难堪；肺结核患者担心传染他人；终末期肺气肿、肺间质纤维化患者因肺功能差而生活不能自理等，这些都易使患者产生自卑心理而主动与外界疏离。对待这些患者医务人员在诊治过程中应特别注意多给予鼓励和人文关怀，主动促进医患配合。

**7. 易产生孤独心理及人格变化**　患有帕金森病的患者因行动迟缓、震颤等产生自卑心理，不愿与人交往，情绪变化无常，焦虑、忧愁、烦闷情绪缠绕在身，久而久之，则可能出现人格变化、情感变得脆弱、敏感且多疑，感到孤独和失落。

## 二、内科医患沟通过程

在内科住院医患沟通过程中，医务人员应向患者及其家属介绍所患疾病的诊断情况、主要治疗手段、重要检查项目及结果、病情的转归及其预后、某些治疗可能引起的严重后果、药物不良反应、医药费用清单等内容，并听取患者及其家属的意见和建议，回答其所要了解的问题。

**1. 入院后沟通**　入院后的沟通需要让患者感到住院后的温暖。患者入院后对医院环境感觉是陌生的。长期患病及病情较重的患者，把自己全部的希望都寄托在医务人员身上。患者既想得到良好的技术治疗，也想得到优质的服务，更想得到医务人员的温情关照。所以此时的良好沟通，不仅能使患者对医务人员充满好感，更能使患者对医务人员产生强烈的信任感。

（1）责任护士的沟通　责任护士在自我介绍姓名的同时，应说明自己是患者的责任护士，有什么事情可以直接找她。责任护士在患者病情允许的情况下，应把科室的相关情况和住院后注意的事项详细地告诉患者，从按时服药、休息时间、检查治疗时注意事项到饮食或外出科室请假等，使患者对科室环境有一个初步的认识和适应。

（2）主管医生的沟通　主管医生是患者的直接治疗与管理者，要在患者入院后详细询问病情的变化过程，在询问病情和体格检查过程中，态度要和蔼可亲，让患者感到温暖，从而让患者对医生产生信任感。

（3）上级医生的沟通　上级医生的沟通可以不在第一时间完成，但应在患者入院的当天完成，在听取主管医生汇报、查看患者的病历后，在询问患者病情并在做体格检查的同时，多与患者沟通，说明本科室的技术特点和先进性，并对患者的病情转归做出恰当答复，让患者对上级医生充满信任。

**2. 住院过程中沟通**　让患者对医务人员充满信任。经过主管医生的治疗、责任护士的热情护理，患者对医院、科室有了初步的了解，此时的沟通更为具体化。一是责任护士的沟通：从患者身体疾病的治疗、转归与康复转变到心理需求上。此时责任护士要把心理护理落到实处，让患者不仅对护理工作充满信任，还要让患者对疾病治疗前景充满信心，更要让患者对医生的治疗感到可以依赖。二是医生的沟通：主管医生、上级医生对患者的病情和转归已基本掌握，主管医生应及时把患者病情与转归向其家属交代清楚，同时还要和患者多沟通，让患者树立战胜疾病的信心，积极配合治疗。三是护士长的沟通：为了进一步提高护理工作质量，护士长应适时征求患者对治疗和护理的意见和建议，及时改进医疗服务。

**3. 出院前沟通**　患者在即将出院时，医生、护士应主动与其沟通，要把出院时的注意事项和出院后的预防、复诊、休息、饮食等注意事项告诉患者，从言语、行为中多关心患者，让患者感到医务人员的热诚、可亲，加深患者对医院的良好印象。

## 三、内科常见问题的医患沟通实践

通过以下几个案例，学习内科常见问题医患沟通技巧。

🛏 **课堂案例**

**案例 4 – 1**　患者，男性，81 岁。因"间断咯血 3 月余"于门诊就诊，通过完善胸部 CT、电子支气管镜活检等相关检查，以"肺癌Ⅳ期"收入院。年轻的医生来到床旁，面带笑容，热情地向患者询问："您好！您哪里不舒服吗？"患者因自己罹患肺癌情绪低落，没有回答医生的问话。医生以为患者耳背，所以提高了说话的音量，但患者仍未回答。

医生面露不悦，转而向患者家属说道："怎么回事啊？听不见我说话吗？老人也不能没礼貌啊！"患者家属连忙低声道歉："医生，对不起！他在门诊做了检查，门诊医生说是肺癌晚期，心情不好，请您多包涵！"

医生听到关女士的解释，立刻理解了患者的心理，他态度温和地对患者说："老人家，晚期肺癌已经没有手术机会了。像您这么大年龄的老人，一般来说，也不可能化疗了。也就是说，住院也没什么积极的治疗了。"

患者家属听到医生这番话勃然大怒："你是说住院也没用了吗？就只能等死了吗？你是什么医生，我要投诉你！"

**案例讨论**　1. 以上案例出现问题的原因是什么？

2. 请问应该如何避免出现以上情况？

案例解析

**课堂案例**

**案例 4 – 2** 患者，男性，68 岁。3 月前因"冠状动脉粥样硬化性心脏病，急性下后壁心肌梗死"入心脏重症监护室（CCU），行急诊冠状动脉造影术，显示为冠脉三支病变，急性期内因顽固心肌梗死后心力衰竭，置入主动脉内球囊反搏泵（IABP），住院期间隔1周分两次置入了4枚支架，在CCU监护治疗2周。在医生、护士的努力和家属的积极鼓励下，患者逐渐好转，转入普通病房康复，一共住院治疗3周后出院。出院时医生向家属交代病情仍较重，需要密切随访和观察。出院后规律用药，患者老伴特意在患者出院后第一次门诊复诊时到CCU来表示感谢。

时隔3个月的深夜，患者再发胸闷憋气，凌晨3点再次经急诊收住CCU，诊断"心力衰竭"，值班医生给予对症药物治疗后至早晨症状明显好转，白天可以平卧和正常进食，家属于下午探视后回家，夜间病情尚平稳。第2天清晨7时15分患者在早餐之后突发意识丧失，心电监护显示室颤，经积极电除颤、心外按压、气管插管机械通气及药物治疗后，心跳未能恢复。与此同时值班医生电话联系了家属告知病情恶化，请家属即刻赶到医院。CCU主治医生于7时50分到达病房时，值班医生护士正在抢救，刚刚赶来的患者老伴和子女焦急地围聚在CCU门口。值班医生向主治医生汇报了突发病情变化。

主治医生了解情况之后，一边安排继续抢救，一边走出病房到谈话间，准备向家属告知病情。患者家属当时并不知道患者心跳已经停止，其老伴在子女的搀扶下，满脸紧张和害怕，央求医生积极抢救。主治医生看到此情此景没有立刻告知他们患者心跳已经停止，而是说"患者病情恶化，我们正在积极抢救"。然后返回病房内继续指挥抢救，20分钟后再次到谈话间，表情凝重此时家属的情绪由紧张害怕转为激动悲痛，主治医生这才告知"患者心跳已经停止，我们还在努力抢救"。患者老伴当即瘫软在地，主治医生和患者的子女一起将她扶到椅子上坐下，扶着患者老伴的肩膀说"我们不会轻易放弃，一定争取最后一线希望"。患者的女儿泪流满面地陪伴着母亲，患者的儿子相对冷静，站立一旁劝慰母亲和妹妹。主治医生再次返回CCU，20分钟后走出，告知家属经积极抢救患者没能恢复心跳，宣布临床死亡。

患者家属即刻悲痛欲绝，主治医生请相对冷静的患者儿子搀扶母亲到患者床旁与之告别，患者老伴忍不住号啕大哭。主治医生轻声安慰她说"老李心梗后这几个月，您一直非常辛苦地照顾他，上次住院他没少受罪，还好在您和孩子们的支持下恢复得还好。可是心脏病的特点是反复发作，非常突然。不过他走的时候是突发心搏骤停，没有痛苦"。患者老伴虽然很悲痛，但还是含泪点点头。尽管患者突然去世，患者的儿子和女儿还是向在场医务人员表示了感谢。随后主管医生跟患者的儿子签署了与死亡相关的文书。

案例解析

**案例讨论** 怎么评价案例中关于"坏消息"的通知？

**课堂案例**

**案例 4 – 3** 患者，男性，54 岁。患有糖尿病4年，没有控制饮食且喜食甜食，血糖波动较大，还有长期吸烟和饮酒史，家属曾劝说多次，但患者仍未戒烟，在工作之余喜欢打网球。

一周前晚上在单位加班时突发胸痛伴大汗，症状持续1小时不缓解，同事赶忙拨打"120"急救。接诊医生诊断为急性心肌梗死，半小时后送至某三甲医院心脏重症监护病房，马上接受急诊冠状动脉支架置入术，之后在心脏重症监护室完全卧床并24小时监测。患者因为不适应床上大小便，跟护士发生过一次争执，护士劝说之后患者接受了暂时不能下床活动这个现实。3天之后转入普通病房，在普通病房逐渐恢复日常活动，期间开始服用降糖药物并监测血糖一天5次。

今天是住院的第7天，主管医生已经提前通知了家属办理出院。虽然自觉恢复得不错，患者心里还是有很多问题想问医生，比如这么多药到底要吃到什么时候，血糖是不是要每天测这么多遍，能不能喝酒，烟戒不了少抽一点行不行，什么时候能恢复上班，还能不能打网球，以后还能不能出差等。他把这些问题写在了一个小本上，打算等主管医生来查房时问清楚。

患者的家属都专程请假来接他出院，一大早就到了病房。终于在快9点等来了主管医生。医生递给患者家属一沓文书，让其去办出院手续。但是家属也是第一次来医院，并不知道办出院的流程是什么。跑到出院处排队40分钟才被告知没有带齐资料不能办理手续。于是患者的家属又赶紧回家去取，还好家离医院不算太远，往返1小时就取来了，又排队半小时，总算是办完了出院手续，然后又到药房排队取了出院带的药，这时已经快中午11点了。

患者及其他家属在病房也没闲着，患者罗列了十几个问题依次问主管医生，其家属在一边做笔记。解答到第6个问题时，主管医生忍不住说"我还有其他患者要看，现在只能回答您这么多，要不以后您到门诊再咨询专家吧"。这时候新入院的患者也来了，新患者和一大堆家属焦急地等着即将出院患者这张床，时不时张望他的动向。

该患者家属前后2个多小时才办完了出院手续，拎着刚取的药去找主管医生问服用方法。这时主管医生正在和上级医生讨论一位重症患者的治疗方案，转过身来说"您等一会儿吧"。患者家属忍不住说"我今天专门请了假来的，办个出院手续花了2个多钟头，您也不事先告诉我们要带什么来办手续，害得我跑了两趟，我们还没走新患者就来住他这床，而且这儿还一大堆问题没问完呢，怎么吃药也不清楚，您还让我们等一会儿，要等到什么时候啊"。随即患者家属到医务部门投诉了主管医生。

案例解析

**案例讨论**　案例中医生的沟通有没有错误的地方？你认为应该怎么改善？

# 第二节　外科的医患沟通实践

一般认为，外科是指以手术方式治疗疾病的专科。随着医疗技术的不断进步，外科手术治疗的疾病范围逐步扩大。外科手术具有效果好、收效快的特点。但由于外科治疗在去除疾患的同时不可避免地对患者机体造成破坏，所以每一次外科治疗都是一次风险性大、合作性强且技术环节复杂的诊疗行为。随着社会进步、患者的健康意识的增强，他们对外科科普知识的认知有了较大程度提升，同时对外科疗效期望值也在攀升，如手术治疗效果达不到患者预期，医患关系紧张的事件就时有发生。因此，在外科治疗的整个过程中，医患沟通显得尤为重要。

## 一、外科住院患者的特点

### （一）手术治疗的特点

**1. 收效快，但有局限性**　手术对某些疾病治疗也只是其中环节之一，还要结合其他治疗措施；有的疾病，手术可以"手到病除"，有的也只是探查或为了明确诊断。

**2. 合作性治疗**　手术是群体性活动，技术复杂，环节多，涉及临床、医技、后勤等多个部门、多个工种，需要各方面的主动协助、密切配合。

**3. 风险性较大**　手术治疗的对象是患病的机体，手术有正面的治疗作用，也有破坏机体组织，增加全身负担的负面作用。故而手术的风险大，并发症多，医疗安全问题突出。

**4. 技术含量高**　许多外科患者来自内科，因病情的发展而需要求助于手术治疗。例如溃疡病胃穿孔的胃切除术，冠心病的冠状动脉旁路移植术，高血压及脑血管病的脑部手术等。手术的技术含量高，对无菌技术、麻醉技术、仪器设备、物资供应等条件依赖性大，要求严格。

### （二）围手术期的心理特点

**1. 手术前心理特点** 在患者手术前的心理反应中最常见的是手术焦虑、恐惧和睡眠障碍，一般患者住院 24 小时内焦虑、恐惧程度最高，然后适应住院环境和患者角色后逐渐减轻。引起术前焦虑的原因有①患者对手术安全性缺乏了解，特别是对麻醉几乎是陌生的，严重的顾虑导致恐惧和焦虑。患者在手术前，认为自己的生命遇到危险，常会出现恐惧紧张状态，一是对手术本身的恐惧，二是担心手术能否成功、术后有无并发症和后遗症、病情是否变化、将来的功能能否恢复等复杂心理，从而表现出反复询问病情等特点。②担心手术效果，对手术成功缺乏信心。③对手术医生的年龄、年资、技术、手术经验反复打听。④患者害怕疼痛，对自己耐受疼痛的程度和疼痛强度缺乏信心和认识。⑤其他方面包括家庭关系、治疗费用、将来的学习生活工作的安排等。而这些影响因素的个体差异甚大。一般认为年龄小的手术患者焦虑严重，女性患者相对较明显，文化程度高的患者想法及顾虑较多，性格内向、不善言语表达、情绪不稳定以及既往有心理创伤的患者容易出现焦虑情绪。

**2. 手术中的心理特点** 对非全身麻醉的患者，在手术中的恐惧心理达到最高点，表现在对手术中医务人员的言行举止的用心倾听、揣摩，对手术器械撞击声音的格外留心。某些患者特别是癌症患者常担心手术后自己有生理缺陷，失去正常的生理功能，如乳腺癌手术患者担心失去了女性特征，担心会男性化，影响家庭生活，进而产生悲观情绪，对周围事物缺乏兴趣，常会产生孤独失落感。还有些患者会产生抑郁情绪，常有伤感、沮丧、悲观失望等消极心理，表现为对医务人员的不满。

**3. 手术后的心理特点** 由于重大手术均有可能引起生理功能丧失或改变，容易导致许多心理问题。如愤怒、自卑、焦虑、人际关系障碍等。反复手术而久治不愈者术后心理反应强烈。有的患者可能因术后一时不能生活自理、长期卧床、难以工作、孤独等原因继发严重的心理障碍。

许多因素可以影响手术患者预后，比如疾病的严重程度、手术操作技术、术后护理以及有无并发症等因素，除此之外心理因素也可直接或间接影响手术预后。主要包括①对手术不了解；②知识水平低，难以与医务人员进行有效沟通；③消极的应对方式；④焦虑过度，情绪不稳定，抑郁，缺乏自信心；⑤治疗和康复动机不足；⑥对手术的结果期望不切实际；⑦心因性疼痛，其临床特点是患者表现出的疼痛程度明显与组织受损程度不符，其所引起的功能损害程度远超过器质性病变所能引起的损害程度。

外科医生应及时了解手术患者的心理。采取适宜的医患沟通技巧，对于减轻患者的心理应激反应、帮助患者顺利渡过手术期和取得最佳治疗效果是十分必要的。

## 二、外科医患沟通过程

### （一）手术前的沟通

**1. 了解患者的各方面信息** 在患者入院时，要充分了解患者的各项信息，如既往病史、家庭状况、经济能力、文化程度和社会关系等，这些信息都有可能影响到医患沟通的有效性和治疗方案的选择。还要特别注意患者的心理状况，观察患者是否存在敏感多疑、焦虑恐惧、悲观、行为异常等心理特征，了解患者的需求，及时解决问题，给予患者更多的关心和照顾，使他们的身心处于最佳状态，更好地接受治疗，恢复健康。

**2. 向患者及其家属解释病情，共同选择治疗方案** 医务人员要以诚恳的态度，使用通俗的语言详细向患者及其家属介绍所患疾病的诊断情况、治疗方法、重要检查的目的及结果、病情的转归及其预后、某些治疗可能引起的严重后果、药物的不良反应、手术方式、手术后的并发症及预防措施、医院情况、医疗费用等。医务人员还要善于听取患者及其家属的意见和建议，详细回答他们提出的问题。

**3. 给患者及其家属选择的权利，共同参与决定治疗方案** 医生在与患者沟通时要设身处地地站在患者的立场，理解患者的感受，认真倾听患者的诉说，认同患者的感受，观察患者的反应，发现患者有听不明白的地方要复述一遍，真诚地鼓励患者把内心的不安和担忧说出来以缓解心理的压抑。在手术前与患者沟通要做到以下六点：实事求是、全面到位、个体化、善意掩饰、风险共担和关注患者的安全感受。

### （二）手术中的沟通

手术过程是医患双方都高度关注的治疗阶段。由于疾病和个体的差异性，手术中仍然可能发生一些难以预料到的情况。因此，还需要与患者或家属进行实时沟通。在这个过程中，沟通应该注意以下内容。

**1. 语言的规范和情绪的调整**　患者由病房到手术室，由于在转移过程中身体的疼痛和某些功能的暂失和在配合麻醉和手术护理上，拖延了手术时间，护理人员的语言不能过于生冷、强硬。急症患者进入手术室时，由于生理上的伤痛造成心理失衡、情绪过激，甚至会对护理人员出言不逊，这就要求医务人员调整好自己的情绪，用爱心、耐心、责任心对待患者。不能在非全身麻醉患者面前表现出惊讶、无奈，更不要讲容易引起患者误会的话，如"坏了""掉了""断了""穿了""取不完了"等，以免引起医源性纠纷。

在手术时医务人员要避免谈论与手术无关的话题，特别是在为非全身麻醉患者做手术时。因为非全身麻醉的患者会格外留意医务人员的一举一动、一言一行。当手术后发生一些不良情况时，患者会将手术时医务人员的言行举止加以联系，也容易产生医疗纠纷。

**2. 注意肢体语言的表达**　患者在手术中，医务人员的每一个善意举动都会给患者带来安慰和支持。在患者清醒时适当地握手、微笑，都将起到鼓励患者及分散患者注意力的效果。

**3. 必要时术中作补充告知**　手术中随时都有可能发生一些难以预料的情况，例如患者大出血或者其他危及患者生命安全的情况，医务人员要及时与患者家属沟通，告知家属手术突发状况及处理方式，征求家属意见后再继续进行手术。

**4. 避免不良刺激对手术的影响**　术前应告诉患者如果在术中听到医疗器械碰撞声及医务人员走动等声音是手术中的正常现象，让患者不必惊慌害怕，以免影响麻醉和手术的进程。

### （三）手术后的沟通

手术结束后仍可能发生病情变化，医务人员要随时注意观察患者的术后情况，发现不良情况要及时处理，同时还要继续加强与患者及其家属的沟通。沟通时要注意以下内容。

**1. 耐心沟通，消除顾虑**　手术完成后，患者对自己手术的过程是否顺利、结果是否良好，都存在疑虑。这时医务人员一定要及时告知患者手术结果，以最大的耐心去倾听患者的所有问题，面对不同的手术患者，给予相应巧妙的回答，以消除患者的心理障碍，使患者的身心得到康复。

**2. 正确指导患者术后活动**　手术后阶段是患者手术完毕回到病房直到出院这一段时间。这一阶段对患者术后身体恢复至关重要，医务人员应在术后对体位、进食、活动进行指导和沟通，为术后重建患者生理平衡、减少疼痛和不适、预防并发症提供有利保证。如腹部手术后的患者要适当活动翻身，以加速血液循环；胸部手术后的患者应多咳嗽、咳痰，以保持呼吸道通畅；骨科手术后的患者要保持肢体的功能位，加强功能锻炼等。

**3. 有病情变化要及时沟通**　在术后患者病情发生变化时，医务人员要及时向患者及其家属说明出现变化的可能原因、转归和处理方法，以得到患者及家属的理解和积极配合。

## 三、外科常见问题的医患沟通实践

通过以下几个案例，学习外科常见问题医患沟通技巧。

**课堂案例**

**案例4-4** 患者，女性，因乳腺癌在家属陪同下入住某肿瘤医院。来医院后完善相关检查，确定了手术日期。术前两天，负责该患者的医生发现患者面容憔悴，并抵触治疗方案，便与患者进行了谈话。得知患者在住院期间，目睹一病友因治疗无效死亡，心理压力陡然增大。另外，患者也十分介意手术有可能会影响形体美观。

医生耐心听完后，告诉患者，其病情较轻，加之科室技术力量雄厚，可以帮助患者战胜病魔。另外，医生又找到了患者家属，建议他在术前多陪患者，让家人的关爱帮助其减轻心理负担。患者家属欣然应允，请假陪护。在医生和家属的关爱下，患者心情好转，积极配合手术治疗，术后恢复良好。在术后复查时，患者特意找到医生表示感谢，说自己当时心灰意冷，想到术后有可能失去乳房，不但影响美观甚至有可能导致家庭破裂，心理负担特别大，想在术前跳楼自杀，多亏医生的术前心理疏导，才打消念头。

案例解析

**案例讨论** 请问以上案例反映出了什么沟通问题？

**课堂案例**

**案例4-5** 患者，男性，因骨折拟进行手术治疗。麻醉医生对其进行术前访视。见到患者前，麻醉医生仔细查阅病历中各种检查结果，包括心脏彩超、心电图、造影、胸片、骨折平片和检验科各项常规生化检查。

麻醉医生来到患者床前，首先介绍自己是患者的麻醉医生。后发现患者的近亲属多数在场，通过与家属沟通进一步了解患者个人情况。患者有吸烟习惯。麻醉医生建议手术前后要戒烟，以预防肺部感染，并让家属协同"监管"，获得家属同意。然后详细询问患者的主诉、手术原因、现病史、过去史、个人史等，重点询问手术麻醉史、家族麻醉史、用药史及过敏史。根据患者情况对麻醉相关部位进行了细致有序的检查，并填写麻醉术前访视记录单。有家属在旁边小声说"没想到麻醉医生也要做这么详细的检查"。之后，麻醉医生安慰患者不要紧张，手术是在无痛状态下进行的，医生会在手术全程密切观察患者状态。随后，麻醉医生向患者说明了麻醉的基本过程、操作进程及麻醉前后患者的各种自我感觉，嘱其不要惊慌，调节心情。随后，麻醉医生详细介绍了麻醉的各种风险，如穿刺部位容易出现血肿，并可能出现血栓，导致肢体血运异常、功能障碍等。将风险告知书上的内容讲解完后，麻醉医生让患者及家属仔细阅读风险告知书，有问题随时提出来。家属提了一些问题后，麻醉医生结合患者的实际身体状态做了回答。

术后，患者遇见麻醉医生，非常高兴，称自己在术前一直寝食不安，总担心发生意外，但麻醉医生访视后，感觉自己在术中有了值得信赖的伴护人，所以手术当天心情平静。

案例解析

**案例讨论** 简要评价案例中的医患沟通。

**课堂案例**

**案例4-6** 患者，男性，68岁。在某医院进行了人工全膝关节置换术。术后返回病房，住院医生在与麻醉医生谈话了解手术进程后，告知患者手术非常成功。同时，对患者说明手术的成功只能说膝关节功能恢复的"基础设施"有了，还需要术后的功能训练才能早日恢复健康。术后1~3天，为了防止形成深静脉血栓，要每隔2小时左右按摩约10分钟，并牵拉挛缩组织，防止粘连，这需要家属帮助患者来做。住院医生为家属做了示范，包括大小腿的按摩方法、抱大腿屈膝活动、屈伸踝关节等，又交代了患者自己可以做的相关动作，如健膝屈曲、足上勾和下踩的动作等。在患者及家属都学会后，住院医生交代了在功能训练中可能碰见的问题和常见感觉，并告诉患者及家属如果不明白随时可以与医务人员进行沟通，4~7天之后要与其商量进行下一步的功能训练。

此后，在住院医生的耐心指导下，患者积极配合进行了功能训练。出院后复查时，患者碰见住院医生，兴奋地在住院医生前面走来走去，说以前都没法想象能恢复得这么好，多亏了医生教得功能锻炼方法。

**案例讨论**　简要评价案例中的医患沟通。

案例解析

# 第三节　儿科的医患沟通技巧 🅴微课1

儿科是"哑科"，婴幼儿患病后通常没有足够的能力通过语言来表达自身的不适，而是通过痛苦或烦躁的表情，或者肢体语言来表达自身的症状。即使具备语言能力的患儿对于自身症状或不适的表达也会存在欠缺，比如腹痛时不能准确地讲清楚疼痛的确切部位、性质、持续时间等。因此，患儿的情况大多由家属代述。此外，儿科的医疗卫生资源配置有待改善，高水平儿科医生大多集中在大医院，出现大医院患儿人满为患、小医院门可罗雀的状况。我国儿童人口数与儿科医师数的比值有待缩小。综合医院儿科萎缩，从而增加了儿童专科医院的医疗任务。儿科的医疗资源难以满足日益增长的医疗需求，可能会导致医患矛盾的发生。这就要求我们的儿科医务人员更应该加强医患沟通技能的培养，至少从自身角度减少医患矛盾的产生。

## 一、患儿家属的心理特征

**1. 极度的焦虑和紧张**　当孩子患病后，家属尤其是祖辈们（爷爷、奶奶、外公、外婆）难免出现紧张、焦虑的心理。就诊时常一家五六个人一起过来，在患儿面前各有主张，使患儿不知所措。此外，儿童情感控制能力较成人明显低下，在看病时看见穿白大褂的医生，往往精神紧张、哭闹不安。在做体格检查、治疗时，部分患儿难以配合。

此外，家属对医疗知识一知半解，对疾病的发生发展和演变过程又缺乏深刻的理解，因而担心患儿的承受力，担心疾病对患儿身心的影响，担心疾病的预后等。患儿家属焦虑和紧张情绪油然而生。同时对于医生的医疗技术水平、一些创伤性的检查、药物治疗的副作用，以及住院后加重经济负担等担忧也会接踵而来。对有些危重疑难疾病，受目前医疗水平的限制，患儿得不到想象中的治疗结果，患儿家属就会从焦虑紧张变成愤怒。

**2. 家属对患儿关注度较高**　家属对患儿关注度较高、甚至夸大病情，以期望得到医生的重视。这样，非但不利于疾病的诊治，而且对一些慢性病患儿以后的教育也会产生不良影响。另外，在治疗过程中，患儿不愿意吃药打针，而家属又因心疼孩子不按医嘱执行从而延误治疗，导致疾病加重或延缓疾病的病程。

**3. 较为依从高年资医务人员**　患儿家属希望患儿得到医务人员最好的治疗和护理，因此更喜欢年纪大、经验丰富的医生。对年资高的医生信任度高、依从性好，而对年轻医生不信任，甚至不尊重。如刚进入临床的实习医生，由于缺乏医患沟通技能，缺乏临床经验，操作技术有待提升，容易被患儿家属怀疑、不信任，甚至被拒绝参与操作。

## 二、儿科常见问题的医患沟通实践

### （一）根据不同患儿的特点，采取不同的方式

儿童在不同的年龄阶段心理发育不一样，因此，患病时的反应也不一样。医务人员要根据各年龄段的特点，通过不同的方式进行有效的沟通，建立良好的医患关系。

**1. 新生儿期（出生至 1 月龄）** 特点：生理上，新生儿要适应新的外界环境，如开始呼吸和调整循环，依靠自己的消化系统摄取营养，依靠自己泌尿系统排泄代谢产物。病理上，新生儿各种免疫力和屏障能力不足，患病后反应性差，死亡率较其他各期高。患病后易哭或不吃、不睡。

方式：医务人员要密切观察病情的点滴变化，在接触新生儿患者时，动作应轻巧、敏捷、熟练，以减少对新生儿的刺激。

**2. 婴儿期（1 月龄至 1 岁）** 特点：此期生长发育特别迅速，是人生的第一次飞跃。但由于母体的被动免疫逐渐下降，自身的免疫功能较低下，此期是最易患病的阶段。此期患儿不会用语言进行交流，当身体出现不适时，会用哭、笑等本能行为表现身心的变化和需求。因身体不适而到医院就诊时，处在陌生的环境里，患儿常表现出恐惧、抵触情绪。

方式：医务人员在接触患儿时要语气温和、动作轻柔，尽量消除患儿的痛楚感和内心的恐惧感。婴儿不会用语言进行交流，当身体出现不适时无法表达出身心的变化和需求，医务人员要善于观察，及时发现病情的变化。

**3. 幼儿期（1～3 岁）** 特点：此期体格发育较前缓慢，生理功能日趋完善，随着户外活动的增多，接触传染病的机会增加。

方式：医务人员在诊治疾病的过程中，要注意流行病史，若儿童出现发热、鼻塞流涕等症状，不能简单地诊断为感冒，而应仔细查体，观察有无皮疹、局部肿胀，并应详细询问病史，有无群发及传染病接触史，以明确诊断，合理治疗。

**4. 学龄前期，学龄期（3～10 岁）** 特点：患病后一部分儿童会出现依赖、焦虑情绪，一部分儿童会出现任性、急躁行为，在治疗上有自己的想法和主见。

方式：医务人员在接触此期患儿时应感情细腻，注意方式方法，语气要体现平等，说话的口吻、问诊的话语要符合孩子的年龄特点。体格检查的方式要适合儿童，切不可粗声粗气，疾言厉色，伤害其自尊心。

**5. 青春期（10 岁至成年）** 特点：此期形体增长出现第二次高峰，精神发育由不稳定趋向成熟，但由于学习、处世、交际等方面压力，易于产生相应的心理疾病。

方式：医务人员要学会心理疏导，循循善诱，建立良好的医患关系，得到患儿的信任，以使他们配合治疗。

此外，对不同病情的患儿，医务人员要在家属的协助下，采取不同措施进行沟通，这样有助于患儿早日恢复健康。例如，各种疾病的危重期患儿，医务人员要给予关爱与呵护，使他们安静，配合治疗；病情稳定后，可陪患儿玩玩具、看画报、听故事，使患儿心情愉快地与医务人员合作；对病情较轻的、处于恢复期的患儿，可指导患儿家属和患儿，开始逐渐增加活动量，并安排一定时间的户外活动，以利于患儿早日康复。

### （二）与患儿家属建立有效沟通

**1. 针对患方的医学与健康教育** 医务人员沟通时应充分体谅患儿及其家属的心情，耐心倾听，让患儿及其家属有充分时间诉说病情。医务人员应善于观察家属的反应，重复家属的叙述内容，以确保表达的准确性，促进有效沟通。应针对患儿疾病，进行相关医学知识与健康知识教育，详细解释病情，引

导患方正确对待疾病。例如，对高热惊厥、"精神异常"患儿，医务人员应向家属解释病情，告诉家属6岁以下的小孩由于其大脑神经系统发育不完善，高热容易引起惊厥，一次短时间抽筋对孩子的智力不会有大的能响，脑电图"轻度异常"是暂时的，不会留下严重的后遗症，家属不必为此过多担心。

**2. 及时有效告知患方治疗中的风险**　告知患儿家属患儿疾病治疗的效果或风险，本着实事求是的原则，真实、准确地进行表达。医务人员与家属之间的谈话应避免让患儿听到，不应在患儿面前流露出消极情绪。若医生过于"善心"，交代病情时只是和颜悦色、轻描淡写地说上几句，会使家属误认为病情很轻微，可能会引起不必要的纠纷。如对确诊白血病的患儿，医务人员应明确交代病情，实事求是地讲清疾病的严重性，解除家属的疑虑和侥幸心理，使其面对现实积极配合治疗。

**3. 尊重患方治疗方案知情选择**　医务人员应向患儿家属做通俗易懂的解释和说明，告知患方治疗方案，检查或治疗需要经患儿家属同意，完善各种知情同意书，严格执行谈话签字制度，充分尊重患方的权利。如先天性心脏病经导管介入术，告知家属手术的危险性和基本知识，如麻醉意外、大出血、在手术中可能会遇到封堵不成功需急诊手术等情况。对治疗措施的选择和决定患儿家属也应该清楚地了解并表示是否同意。如对白血病患儿，医务人员应在化疗之前详细介绍化疗方案以及可能出现的并发症如白细胞降低、严重感染、脱发、胰腺炎等，告知可能复发等预后情况。

**4. 适时引导患儿和家属配合治疗**　应把握各阶段的医患沟通时机，如门诊沟通、入院沟通、住院期间沟通、出院沟通和随访沟通。提倡家属陪伴儿童住院，让家属参与患儿疾病治疗的全过程以帮助患儿配合治疗，使患儿住院后不会感到孤独及缺乏安全感；同时，还需重视患儿家属的心理变化及身体健康状况，防止他们心理负担过重、过度疲劳而患病。

## 课堂案例

### 案例 4 - 7

| （误） | （正） |
|---|---|
| 医生：有头痛吗？ | 医生：小朋友这里疼不疼？ |
| 患儿：有。 | 患儿：我这里疼（指头）。 |
| 医生：有喉头压迫感吗？ | 医生：除了头疼还有什么不舒服？ |
| 患儿：有。 | 患儿：想吐。 |
| 医生：有放射痛吗？ | 医生：吐了吗，吐完之后舒服了吗？ |
| 患儿：有。 | 患儿：好像吐完之后舒服了。 |
| 医生：有心悸吗？ | 医生：有没有发热？ |
| 患儿：有。 | 患儿：38.7℃。 |

案例解析

**案例讨论**　请讨论案例中医患沟通的交流技巧。

# 第四节　妇产科的医患沟通实践 📱微课2

妇产科医疗服务的对象是女性。女性在心理和情感上比较细腻，因此在与妇产科的患者进行沟通的过程中，要求医务人员注意自己的言行。此外，许多妇产科疾病的病变部位都属于女性的隐私部位，在对妇产科疾患者进行检查和治疗的过程中，应该注意给患者创造一个相对隐私的环境，保护患者的同时，也能够让患者在心理上对医生产生信任感，容易获得患者对医务人员的理解和尊重，有利于在治疗时取得患者更好的依从性行为。

## 一、妇产科疾病的特点

**1. 病情复杂，进展迅速**　妇产科主要的就诊人群为患有妇科疾病的女性，或者需要进行分娩流产的女性。妇科疾病的发生与女性本身的生活习惯、生活环境、内分泌、激素水平、年龄等因素密切相关，因而病情相对来讲比较复杂。产科疾病病情发展迅速，很有可能使孕妇及胎儿的生命安全受到威胁，因此需要在诊疗的过程当中建立良好的医患关系。

**2. 涉及患者隐私**　妇产科患者的特殊性还体现在他们病情与个人隐私密切相关。隐私包括个人的月经史、生育史、性生活史以及个人生殖器官的外在表现，需要对生殖器官进行望诊、触诊以及做有创性检查等操作。这种情况下，我们需要为妇产科患者创造良好安全的就医环境，充分保障他们的隐私安全，这样也有利于建立良好的医患关系，获取妇产科患者的信任。

## 二、妇产科患者的心理特点

**1. 害羞恐惧、紧张不安、诉说杂乱**　由于女性患者疾病可能涉及婚姻、家庭和两性关系等个人隐私，一旦患病，许多人会难以启齿，表现为害羞恐惧的心理。医生（尤其男医生）询问其病史非常困难，常出现医生频繁询问而患者点头沉默、随声附和、含糊其词、紧张不安等情况。在另外一些情况下，因就诊时间有限，患者希望能够让医生了解病情，生怕由于自己表述不清造成误诊或漏诊，但又不知从何说起，或者因为害羞而不敢平铺直叙，导致医生不能够清楚地了解病情。

**2. 焦虑烦躁、急于就诊**　患者一般都有求治心切的心理，特别是更年期女性。更年期女性因激素水平的改变，其情绪处于易于波动的状态，多合并不同程度的焦虑、抑郁、失眠等状况，加之急于就诊，使医患沟通更加困难。

**3. 期望疗效立竿见影**　妇产科患者受疾病所困，处于长期的不适、尴尬甚至痛苦的感受当中，大多想迫切体验到治疗效果，例如不孕症患者或慢性盆腔炎患者，病情反复，需要多次复诊，使她们怀疑医生的诊疗水平。患者都希望接诊自己的医生是医术精湛的专家，总希望到医院来就诊一次就能明确诊断、药到病除、立竿见影。而这样的期望与实际情况往往易形成反差，从而破坏医患间的信任关系。

**4. 对医生不信任**　俗话说好事不出门，坏事传千里。由于网络媒体的广泛传播的特性，少数真实或虚假的医生的不良行为或形象被广泛传播，成为部分患者心中对于医生的刻板印象，造成患者对医生的信任度的下降。有些患者在就诊前已在网络上搜索了大量与自己症状相似的疾病的相关信息，但医学毕竟是一门具有高度专业性的学科，医患双方必然存在认知差异。当信息不对称时，就诊时对医生反复追问，既希望得到医生的诊断治疗，但又对医生的能力心存疑虑，对医生缺乏信任。期望医生为其进行全面检查，但又对医生开具的检查单产生疑虑，担心是否为过度检查。一些有生殖器官难言之痛的患者，她们对医生叙述病情时遮遮掩掩，既希望医生为自己的健康提供安全保障，又担心医生是否能为其保密。

**5. 避讳男性医生**　很多女性患者怕到男性医生处就诊，不愿请妇产科男性医生给其看病。

## 三、妇产科常见问题的医患沟通实践

**1. 诊疗方案沟通实践**　医生应根据患者的病史和检查结果对患者病情做出判断，进而拟定治疗方案。可以向患者及家属提供 2 种或 2 种以上治疗方案，向患者及家属说明各个不同的治疗方案的利弊以供其选择最符合预期的方案。例如子宫肌瘤有许多治疗方法，包括手术和药物。手术又包括保留子宫和切除子宫两种方式，还包括开腹手术和腹腔镜手术两种术式。医生需要耐心倾听患者的诉说，认真询问病情，了解过去治疗情况，结合检查结果，准确判断病情，根据医疗条件，告知患者不同方案的利弊，与患者商量选择合适的治疗方案。充分的沟通促进了医患之间的相互信任和理解，使治疗方案的制订更加符合患者的预期和实际条件。

**2. 诊疗过程沟通实践**　医生应对患者状态进行综合评估，详细询问病史，掌握病情实质，以合理的检查对病情进行准确判断，使患者得到适当治疗。如感染性阴道炎，病情容易反复，医生需说明治疗方案，告知随访的重要性，让患者知晓并配合完成疗程。对不接受妇科检查、诊断性刮宫等诊察方法的患者，要告知患者该诊察方法的重要性，争取其理解与配合。男性医生对女性患者行妇科检查时，必须至少有一名女护士在场，检查前必须充分解释检查的必要性，检查时一定要注重保护女性隐私部位，并尽量不要让实习生围观。与患者沟通病情要及时、系统全面、通俗易懂。会谈时要使患者及家属知道某些治疗方案可能引起严重不良后果、药物不良反应、手术并发症及防范措施、医疗费用情况等，听取患者或家属的意见和建议，回答患者或家属提出的疑问，增强患者及家属对疾病治疗的信心。医务人员要加强对目前医学技术局限性、风险性的了解，有的放矢地向患者或家属介绍，使患者及家属做到心中有数，从而争取患者及其家属理解、支持、信任和配合，保证临床医疗工作的顺利进行。必要时，应将沟通内容记录在病历上。

### 课堂案例

**案例 4 - 8**　患者，女性，20 岁。停经 45 天，腹痛 2 小时。患者 2 小时前突发下腹痛，在父母陪同下来院就诊。接诊医生询问患者及其父母相关情况后，告知患者需行妇科检查，排除有无怀孕以及有无宫外孕破裂出血。患者及其父母以"不可能怀孕"为由而拒绝相关检查，并要求更换医生。后在诊室僵持期间再发腹痛，紧急手术后证实为宫外孕破裂出血。

　　**案例讨论**　1. 以上案例问题出现的原因是什么？
　　　　　　　　2. 请问应该如何避免出现以上情况？

案例解析

### 课堂案例

**案例 4 - 9**　患者，女性，27 岁，妊娠 25 周，诊断为妊娠期糖尿病。在单纯饮食控制情况下血糖下降不明显，医生建议胰岛素注射治疗。患者担心妊娠期间注射胰岛素会造成胎儿畸形或影响胎儿发育，以药物对胎儿有危害为由，拒绝胰岛素治疗。

　　**案例讨论**　1. 以上案例问题出现的原因是什么？
　　　　　　　　2. 请问应该如何避免出现以上情况？

案例解析

# 第五节　急诊科的医患沟通实践 微课 3

## 一、急诊科医患沟通现状及问题

急诊科是医院常见的科室，患者类型多为急诊患者，疾病类型多为突发病。患者心理压力大，希望能得到快速有效的治疗方案或药品。急诊接诊的突发疾病往往诱因多而复杂，导致诊疗过程中存在着较多的危险因素与不确定因素，使得急诊科的医护管理工作难度很大。因此，急诊医生的工作具有强度高、难度大，变化急等特点。由沟通不畅引起的医疗纠纷在急诊科医疗纠纷事件中的发生率较高。

## 二、急诊科患者及其家属的心理特点

### （一）急诊患者的心理特点

**1. 焦虑**　急诊患者的焦虑多由缺乏对病情的认知、身体受创后愈后情况不明而引起。

**2. 恐惧**　急诊患者在病情突发，出现危急重症情况，感受到生命面临威胁，身体承受无法忍受伤痛时会表现出恐惧状态。

**3. 紧张不安**　急诊患者在出现恐惧甚至精神失控的状态下，心理和机体会产生应激反应，这时会出现紧张不安的状态。

**4. 哀怨和绝望**　急诊患者当心理平衡打破后，会出现哀怨和绝望的状态，这时若不及时对患者进行沟通，会降低患者治疗的积极性，甚至导致死亡。

### （二）急诊患者家属的心理特点

**1. 急躁**　急诊患者家属因家人突发疾病，又缺乏医学常识，故要求医生尽快诊断治疗，常表现出心急如焚的状态。

**2. 易怒、易激动**　急诊患者家属因家人突发疾病、病情紧迫、伤病或病情加重，在没有足够的心理准备，难以接受事实时，常表现出易怒、易激动状态。

**3. 对预后过高期待**　急诊患者多病势急、变化快，部分家属对患者对疾病没有正确认识，常对预后过高期待。

## 三、急诊科医患沟通技巧

**1. 沟通病情主动准确**　急诊患者的特点是病情急、危、重及突发性和不可预见性。急诊医患沟通务必及时、反复地把病情变化向患者说明，针对家属和患者的疑问、担心要给予准确的说明，实事求是，做到准确沟通病情、检查结果及治疗方案。对于与预后不良患者的沟通，不要盲目乐观，要注意留有余地。

**2. 耐心沟通 语言通俗**　急诊患者医患沟通语言要平易近人、通俗易懂，避免使用很专业的医学术语，使患者及家属难以理解，同时医务人员还应语气和蔼、具有耐心、不打断患者说话，在患者及家属进行提问时不要显得不耐烦，不要强迫患者短时间内接受自己的观点和看法，要适当适时引导。

**3. 紧张有序 把握时间**　急诊患者大多数是危急重患者，救治工作必须争分夺秒。这使得医务人员必须时刻处于紧张状态。为了做好急诊的救治工作，急诊医务人员必须具备快速反应的能力，做到工作紧张有序。

**4. 急救及时 专业扎实**　急诊患者发病急、疾病谱广、病情严重而复杂，疾病往往涉及多器官、多系统。因此需要医务人员在熟练掌握本专业医疗护理技术的同时，能够及时、准确、有效地抢救患者。另外医务人员还需掌握其他相关学科的专业医疗知识和急救技能。

**5. 科学善用绿色通道**　在遇危急重症需要抢救时，为抢救其生命而设置畅通的诊疗通道，称为"绿色通道"。目的是对满足"绿色通道"的伤病员提供快速、有序、安全、有效的诊疗服务。"绿色通道"范围包括①对休克、昏迷、呼吸心跳骤停、心脏骤停、严重心律失常、急性重要脏器功能衰竭等危重患者的急诊抢救；②对"110""120""122"及其他相关部门转运的"三无"患者（无身份证明、无家属、无钱）的急诊抢救；③对重大突发公共事件（交通事故、中毒事件等）中患者的急诊抢救。

## 四、急诊科常见问题的医患沟通实践

**1. 医患双方对疾病认知差异**　急诊科遇到一般头皮外伤、普通发热、轻症呼吸道感染、癔症等看似病情很重但是实际病情较轻的患者，这类患者常以为自己的病情非常严重，希望得到优先救治。遇到这类患者可安排助理医生等与患者进行初步沟通，以避免患者误以为医生对其怠慢，急诊不急而产生矛盾。

**2. 医务人员服务态度**　急诊科医务人员在长期的急症工作中累积了丰富的抢救经验，对急诊患者病情及预后有初步的估计，但是忽略了患者及其家属的心理状态。这时应该及时、主动、耐心地向其解释患者病情、预后、诊疗方案，以避免患者家属误认为医务人员态度冷漠，甚至对医务人员的技术、抢救措施产生怀疑。

**3. 医保体系有待完善**　急诊患者医保报销的条件及程序需要向就诊患者及其家属进行讲解。对于不符合医保政策不能报销部分让患者及其家属提前知晓。

**4. 医疗环境不符合患者预期**　就医条件的优劣会影响患者的满意度，通常情况下级别相对越低或对急诊科重视不足的医院的急诊科条件相对简陋。就医条件未达到患者和患者家属的心理预期，也会使患者及其家属产生怀疑和矛盾。遇到这类问题时需要及时与患者及其家属做好沟通，告知本院医疗条件，以患者利益为重，加强沟通、协调一致，积极主动为患者创造快速有效的诊疗流程。同时也应与院方协商，提高对急诊科的重视程度，改善急诊科硬件条件，对急救人员进行合理配置，梳理急诊相关流程。

**5. 媒体舆论**　媒体应客观报道，对医患纠纷、医疗事故等事件坚持正确的价值导向。作为医疗机构应该加强与媒体之间沟通，提升医疗专业水平及医疗保障服务质量，重新塑造良好医院形象。

### 📖 课堂案例

**案例 4 - 10**　患者，女性，5 岁，因手指被门夹伤出血不止，到急诊科进行就诊。患者家属带患者到达医院挂号后，未等叫号直接冲入医生诊室。当时医生正在为其他就诊患者治疗。助理医生见状立即将患者及其家属请出诊室。半小时后终于轮到患者就诊，医生在粗略检查完患者伤口后，便直接交由助理进行处理，叫号下一位患者。此时，患者家属认为医生对患者极不重视，敷衍了事，令其尊严受到伤害，于是向院方投诉，要求医生及其助理道歉。

**案例讨论**　1. 以上案例问题出现的原因是什么？
　　　　　　2. 请问应该如何避免出现以上情况？

案例解析

# 第六节　康复科的医患沟通实践 📱微课4

## 一、康复科常见医患沟通现状及问题

不同于急性期时的医患关系，康复科医务人员与患者之间的关系是长期的。康复医学的诊疗服务对象多样，疾病结构逐渐向慢性化、障碍化、老龄化转变。康复医学所面对的患者包括残疾人、老年人、慢性病患者和疾病损伤急性期及恢复期早期的患者。患者年龄结构特殊、疾病诊疗周期长、功能障碍突出、心理波动大、家属群体及康复目标特殊。我国民众的康复意识有待提升，康复治疗的主动性同样有待提升。康复治疗专业人才有待充实。

康复对象在躯体残疾的同时多伴有各种心理问题，如紧张、焦虑、抑郁、愤怒、敌对等。因此，了解患者不良情绪，把握治疗过程，是康复科处理医患关系的关键。

## 二、康复科患者及其家属的心理特点

### （一）康复科患者的心理特点

**1. 好奇与不安**　康复科患者对于康复医学不熟悉，对自己接受的治疗和训练一无所知，加上康复科的环境设置和一般临床学科不同，多数患者对治疗环境存在着好奇和不安的心理。

**2. 焦虑**　康复科患者多为慢性病或老年病患者，此类疾病复杂多变，同时还有可能合并各种其他疾病，因此患者多表现出焦虑情绪。

**3. 抑郁**　康复科有很多中风后瘫痪的患者和接受肢体置换术的患者。由于身体结构和功能的改变，患者很少会主动与外界进行交流，因此产生抑郁的症状。

**4. 失落和内疚**　康复科患者由于长时间的治疗，心理上还会出现失落感，以及担心成为家庭负担的内疚感。这些情绪都会严重影响患者的康复。

### （二）康复科患者家属的心理特点

**1. 心理多变**　对于某些危重病变，随着病情的发展变化，患者家属的心态也会不断的变化。在急性病发时，家属心情急迫，对医务人员言听计从，甚至盲从；病情稳定后，心情放松，各类想法随之而来，对诊疗措施要求提高。

**2. 对预后效果期待较高**　由于康复治疗时间相对较长，患者家属对于患者的期望值会随着康复进程的发展而提高。家属期望康复治疗不仅能满足生存需求，而且能满足较高的生活质量的需求。

## 三、康复科医患沟通技巧

**1. 准确采集患者信息**　康复科患者有时会出现认知功能障碍或语言功能障碍，无法准确提供病史及当前状况信息，而从家属反映的信息中无法反映患者的实际情况甚至带有很多客观因素，这就需要医务人员在诊疗过程中更加积极主动，仔细观测患者情况，及时修订诊疗信息。

**2. 引导患者配合治疗**　康复治疗是一项需要长期治疗的工作，甚至将伴随患者终身。在康复过程中要积极引导、主动沟通，告知治疗方案的利弊得失，让其理解并配合治疗。

**3. 给予方案选择权**　康复治疗包括物理治疗、作业治疗、言语治疗、心理治疗、中国传统康复治疗及康复工程技术等。涉及范围较广，跨度较大，因此需要医务人员向患者详细解释和说明患者当前的状况和需要采取的康复治疗方案，充分告知患者各种治疗方案的利弊得失，给予充分的治疗方案选择权，在取得患者或直系家属书面知情同意后方可实施。

**4. 采取共情的心理沟通**　在康复治疗过程中，患者常有着焦虑、抑郁、愤怒的心理状态，若在治疗过程中医务人员能够主动了解认识患者，并且在治疗过程中对患者进行安慰和疏导，能让治疗变得更加顺畅，患者的配合度也会大大提高。

## 四、康复科常见问题的医患沟通实践

**1. 医患之间不信任**　康复治疗开始时，医生和患者之间是陌生的，面对医生的治疗方案患者可能有抵触情绪，原因包括①患者没有意识到自己需要帮助；②害怕暴露和面对自己的感受；③担心改变问题的过程中会带来不快；④担心医生与自己之间对问题的看法不同。面对这种情形医务人员要对患者表达出关怀的态度、真诚的兴趣和过硬业务能力，以减少患者抵触情绪和试探行为。当患者意识到医务人员有兴趣、有耐心、有能力帮助他们，才能懂得治疗的重要性以及自己在治疗中的角色。有助于帮助患者积极参与康复计划。

**2. 医患双方存在认知偏差**　康复治疗中会出现很多功能障碍的临床症状。康复治疗方法可能与患者及家属认知不同。由于不少疾病会与患者的生活方式有密切关系，如患者的饮食、生活和运动方式，因此需要进行管理以到理想的康复状态。

患者对医学知识有欠缺。诊疗时要向患者及家属进行必要的医学知识教育，针对性地讲解疾病或功能障碍的表现、康复治疗方法及治疗过程中可能出现的现象。同时告知患者要养成健康的生活方式。患者也应自觉做到合理饮食配合科学的锻炼，一旦出现患病迹象应及时向医务人员咨询，采用科学、健康的康复方法。

### 📖 课堂案例

**案例 4 - 11**　患者，女性，66 岁。腰痛 15 天，早前在其他医院就诊，采用针刺以及腰椎电动牵引治疗一周后，疼痛有所减缓，遂停止治疗。后因举家搬迁腰痛反复。为治疗方便于某医生所在医院康复科治疗。医生发现患者腰痛且伴有右下肢疼痛，要求患者在本院完善相关检查。在康复治疗中运用中频、腰椎电动牵引、穴位注射和推拿，并增加口服用药、日常佩戴腰围等治疗措施。一周后，患者认为医生治疗方案繁琐、起效慢，称医生是为了业绩拉长治疗周期，增加治疗成本，医生则认为患者治疗过程不配合，不遵医嘱佩带腰围，一气之下与患者争辩了起来。

**案例讨论**　1. 以上案例问题出现的原因是什么？
　　　　　　2. 请问应该如何避免出现以上情况？

案例解析

# 第七节　感染科的医患沟通实践 📱微课5

## 一、感染科医患沟通现状及问题

感染科作为医院的特殊临床科室，主要收治各类传染性疾病患者。由于疾病具有传染性、治疗时间长、治疗费用高等特点，治疗期间患者会产生紧张恐惧、抑郁无助、悲观绝望、自责内疚等严重的负面情绪及心理问题，很大程度上影响治疗效果。部分患者还会对临床治疗产生怀疑，不能严格遵医嘱服药或抵触治疗，容易引起医患纠纷。强化医患沟通技巧，可提高患者对医生职业素养评分、降低医患纠纷发生率，增加对感染科医生工作的满意度。

## 二、感染科患者及其家属的心理特点

### （一）感染科患者的心理特点

**1. 紧张恐惧，抑郁无助**　患者一旦确诊传染病，会变得比较敏感和焦虑，担心住在感染科又会染上其他的传染病，担心家人朋友社会的歧视和抛弃。同时由于对自己的健康感到担忧，惧怕死亡，对治疗过分关心、过度关注机体感受，一旦受到消极暗示，就会迅速陷入抑郁心境。

**2. 焦虑急躁，悲观绝望**　患者入院治疗，社会交往受限，对病区环境、隔离管理制度不适应，亲人朋友的惧怕和疏远，长期接受治疗的痛苦，导致多数患者进入医院就有焦虑反应。对于病程长、病情重、经济条件差的患者，由于长期折磨，经济上难以承受，对家人有内疚感，导致思想负担沉重，终日烦躁不安，情绪不稳定。

**3. 自责内疚**　患者得知患病后，尤其是艾滋病、性病患者，往往对自己、家人、朋友或单位的声誉产生了或多或少的负面影响，长期治病增加了家庭的经济负担，使患者深深自责并感到内疚。

**4. 病急乱投医，盲目治疗** 有些传染病，如慢性病毒肝炎、艾滋病，到目前为止在治疗上尚无突破性进展。患者为求得理想的治疗效果，四处打听有无偏方、秘方，仅根据自身有限的医学知识或者朋友、病友介绍，不经过医生同意，随意改变治疗方案，导致病情加重。

### （二）感染科家属的心理特点

**1. 恐惧、愤怒** 当家属得知患者确诊传染病后，由于对疾病的不了解，首先会出现恐惧的心理状态；若患者所患疾病给家属的生活、工作与学习带来了严重影响，家属或许会带有愤怒的情绪。

**2. 消极悲观** 由于传染病的特殊性，不仅会影响到患者本人的身心健康，同时疾病具有传染性、治疗时间长、治疗费用高等特点，容易让患者家属产生消极悲观的心理。

**3. 对住院的担心** 患者家属普遍担心住院可能对患者有不良影响，比如在"周围都是传染病"的环境里患者是否会出现交叉传染而感染其他疾病的情况。

## 三、感染科医患沟通技巧

**1. 准确告知病情及风险程度** 感染科许多患者及其家属对患者所患疾病、疾病预后及疾病的风险认知不到位，会在遇到问题时无心理准备而产生怨恨或埋怨，因此要充分尊重患者的知情权，及时告知患者及其家属。

**2. 充分沟通诊疗方案** 感染科对于传染病的治疗方案并不是唯一的，针对不同患者可能会采用不同的治疗方案。在沟通时应将每一种治疗方案的适应证、剂量、疗程、利与弊等告诉患者，让患者选择一种最佳的治疗方案，从专业的角度纠正患者的认知误区。根据患者的病情、经济承受能力帮助患者制订合理、科学的治疗方案。

**3. 保护患者隐私** 感染科患者较其他科室患者相对特殊，在身体疾病的也可能伴有心理疾患。在疾病的沟通中有较强的抵触性，心理敏感阈值下降，所以要加强感染科患者的隐私保护，让患者对医务人员有较高的信任度。

**4. 减少患者对预后效果的担忧** 随着疾病谱不断变化，有些疾病在治疗之后会有复发可能或者尚无有效药物根治。传染病患者对于预后的期待过大。在治疗时应从专业角度向患者说明疾病发展情况，帮助其正确认知疾病，讲解疾病的传播途径及防护知识，讲解平日的饮食起居注意事项以及如何与他人正常相处。

## 四、感染科常见问题的医患沟通实践

**1. 患者对传染病的认知不到位** 传染病最应当避免的是传染。如果传染病患者对疾病无知或误解，可能导致其他人接触到传染病，或对其他患者产生敌意。因此对于常见传染病应进行宣传教育，告诉患者疾病的传播途径及防护知识，避免患者感染或产生自卑心理。

**2. 患者对医务人员不信任** 由于感染科患者的隐私保护意识比较强，医患沟通时难免可能出现沟通不畅的情况。因此在感染科做医患沟通时应该更加耐心细致，针对不同的患者，根据不同年龄、性别、认知、患病前的社会角色，采取不同的方式进行沟通。

对于文化水平较高的患者，在沟通中应对医嘱的变动和患者的提问进行合理解释，并适当使用专业术语，必要时告知患者疾病的国际、国内进展状况，适当展示专业实力，建立相互信任的医患关系以进行有效的沟通；对于缺乏医学常识的患者，在沟通中则尽量少用术语，使用通俗易懂、简单明了的语言和患者交流，让患者了解自身的病情及治疗措施。

**课堂案例**

　　**案例 4 - 12**　患者，女性，45 岁。因腹部不适、肝区痛、尿色逐渐加深，到内科就诊后转为感染科。经过感染科医生初步诊断，认为其是早期急性乙肝，告诉患者检查显示肝脏生化检查异常、HBsAg为阳性。患者因不清楚患病原因而拒绝入院治疗，陪同的患者家属得知其患有传染性疾病，在诊室发生争吵，患者家属指责医院管理检查流程不合理，且认为其治疗贵、周期长、无法根治从而阻止患者用药治疗，并在此过程中与医生发生肢体冲突。

案例解析

　　**案例讨论**　1. 以上案例问题出现的原因是什么？
　　　　　　　　2. 请问应该如何避免出现以上情况？

## 目标检测

答案解析

### 一、单选题

1. 以下哪项不是儿科疾病的特征（　　）
　　A. 起病急，临床表现不典型
　　B. 病情变化多端，而且容易反复
　　C. 各年龄阶段所患常见病种类不一样
　　D. 对于相同致病因素所导致的病理反应与成年人一致

2. 经相关检查发现患儿病情严重，且预后不良，从医方的角度考虑以下哪项措施不适合（　　）
　　A. 如实向患儿家属交代病情
　　B. 明确告知准备采取的医疗措施
　　C. 为适当减轻家属的思想负担，在交代预后的时候，适当保留
　　D. 随时保持与患儿及其家属的沟通

3. 以下哪项不是儿童患者的常见特点（　　）
　　A. 对疾病耐受力较强
　　B. 患病之后，心理和情绪状态波动较大
　　C. 检查及治疗时，难以配合
　　D. 患病后依赖性增强

4. 在儿科的医患沟通当中以下哪一项做法是正确的（　　）
　　A. 患儿都听其家属的，因此没有必要与患儿沟通
　　B. 患儿的家属不是患儿本人，因此不必要与患儿家属沟通
　　C. 患儿及家属都必须进行合理、有效地沟通
　　D. 医患沟通只需要在患儿入院时进行一次就可以了

5. 以下哪项不是妇产科患者的心理特点（　　）
　　A. 害羞恐惧、紧张不安、诉说杂乱
　　B. 焦虑烦躁、急于就诊
　　C. 期望疗效立竿见影
　　D. 不避讳男性医生

6. 以下哪项不是妇产科疾病的特点（    ）

    A. 病情复杂，进展迅速

    B. 与生活环境，内分泌、激素水平、年龄等无关

    C. 涉及患者隐私

    D. 需要对生殖器官进行望诊，触诊

## 二、多选题

1. 儿科医患沟通行之有效的因素，包括（    ）

    A. 因人而异的沟通

    B. 与家属的密切配合

    C. 良好的医疗技术和信誉

    D. 温馨舒适的就医环境

2. 在儿科的医患沟通中以下错误的看法是（    ）

    A. 独生子女太娇气，无法进行沟通

    B. 家属要求太高，无法进行沟通

    C. 工作太忙，没有时间进行沟通

    D. 医患沟通有利于患儿，有利于医生开展诊疗工作，有利于减少医疗纠纷

    E. 医患沟通只需要患儿入院的时候进行一次就行了

3. 在与妇产科患者进行医患沟通时可能出现哪些情况（    ）

    A. 患者点头沉默、随声附和、含糊其词、紧张不安

    B. 患者不知从何说起，或者因为害羞而不敢平铺直叙

    C. 情绪易于波动

    D. 常愿意请妇产科年轻男医生给其看病

## 三、简答题

1. 简述医务人员可以采取哪些方式帮助患儿克服对于疾病的恐惧心理。

2. 简述与患儿的家属进行医患沟通的时候应当注意的内容。

3. 简述在妇产科疾病诊疗方案沟通方面需要注意的内容。

4. 简述在妇产科疾病诊疗过程沟通方面需要注意的内容。

## 四、实践演练

1. 一名7岁儿童，下午放学后在小吃店食用烧烤1小时后突感腹痛伴呕吐，来院就诊。儿科医生考虑可能为急性肠胃炎，但不排除阑尾炎或肠梗阻的可能，建议对患儿行超声检查。但在检查过程中患儿仍然感腹痛，而且持续哭闹，情绪激动，难以配合检查，造成超声科医生难以获得满意的超声图像，即使儿科医生和患儿家属在旁边安慰诱导也难以改善。这时候为了让患儿尽快配合检查，家属大声呵斥："你干什么呢！再哭就打了啊！"患儿虽然被吓着了，但是仍难以配合检查。这时候作为主诊医生的你该如何与家属以及患儿沟通？请结合案例思考儿科医患沟通的特点有哪些？

2. 患者，女性，25岁。因外阴瘙痒伴周围皮肤颗粒状突起来院就诊。接诊医生为医学院附属医院的高年资主任，诊室内还有进修规培的8名实习学生。医生考虑患者可能为阴道感染性疾病所致，为明确诊断，需要查看患者外阴并取阴道分泌物送检。

请安排两组学生，分别代表患者和妇产科医生，写出各自代表角色对对方角色的期许和诉求，并根据对方角色提出的诉求给予合适的医患沟通解决方案。请结合案例思考妇产科医患沟通的特点有哪些？

医患双方诉求沟通解决方案

| 项目 | 标准 | 权重 | 学生自评 | 教师评价 |
|---|---|---|---|---|
| 诉求收集 | 从实际情况出发提出诉求 | 20% | | |
| | 诉求的合理性 | 20% | | |
| 诉求解决 | 对医生提出诉求的解决 | 20% | | |
| | 对患者提出诉求的解决 | 20% | | |
| 角色表演 | 团队协作良好 | 10% | | |
| | 仪态大方、表演流畅 | 10% | | |
| 合计 | | 100% | | |

3. 安排两组学生，分别代表患者和急诊科医生，写出各自代表角色对对方角色的期许和诉求，并根据对方角色提出的诉求给予合适的医患沟通解决方案。请结合案例思考急诊科医患沟通的特点有哪些？

医患双方诉求沟通解决方案

| 项目 | 标准 | 权重 | 学生自评 | 教师评价 |
|---|---|---|---|---|
| 诉求收集 | 从实际情况出发提出诉求 | 20% | | |
| | 诉求的合理性 | 20% | | |
| 诉求解决 | 对医生提出诉求的解决 | 20% | | |
| | 对患者提出诉求的解决 | 20% | | |
| 角色表演 | 团队协作良好 | 10% | | |
| | 仪态大方、表演流畅 | 10% | | |
| 合计 | | 100% | | |

书网融合……

本章小结　　　微课 1　　　微课 2　　　微课 3

微课 4　　　微课 5　　　题库

# 第五章　其他医疗服务中的医患沟通实践

## ◎ 学习目标

　　1. 通过本章学习，掌握医疗保险的概念、分类、报销流程，社区卫生服务医患沟通的基本要点。

　　2. 熟悉医疗保险的分类、报销流程和报销比例、医保政策的意义。

　　3. 具有运用医疗保险相关知识与患者沟通的能力。能说出客观结构化临床考试多站式考试的基本模式及其主要特征。

## ≫ 情境导入

　　**情境描述**　患者，男性。已购买城乡居民基本医疗保险，患慢性胆囊炎数年，因对医保政策不了解不敢去往医院咨询。因过年期间连续喝酒，患者感到严重腹痛，被家属送至三甲医院医治，诊断为重症急性胰腺炎并继发感染。患者病情比较严重，医院为其安排了手术并在术后将其转进重症监护室（ICU），面对每天的 ICU 费用，家属焦急万分，心情沉重，多次询问医生是否能转出 ICU。主治医生了解患者经济情况，并按照国家要求，尽可能减轻患者医药费负担，但在救治过程中因工作繁忙未向患者家属解读医保政策。在为其办理出院手续时，患者家属得知这次住院治疗总共花费 54.2 万时情绪激动。由于患者经济条件较拮据，患者家属也因一时无法承担医疗费而十分无措。此时，主治医生告知患者家属，城乡居民基本医疗保险可报销一部分。听此消息，患者家属情绪逐渐平稳，面露喜色，并开始自行查询医保报销信息。

　　在结算时，窗口工作人员告知患者家属基本医保报销 9 万元，大病医保报销 30.1 万元，共合计报销 39.1 万元，实际报销比例为 72.14%。患者家属听后眉头紧锁"为什么别人能报销到 80%，我们却只有 72.14%"窗口服务人员立即解释道"每个人报销比例不一样"，患者家属听后更加疑惑，但因窗口排队太长便离开。

　　**讨论**　1. 上述案例反映医院使用医保时有哪些特点？

　　　　2. 医生、窗口工作人员与患者沟通中存在什么问题？

　　　　3. 临床实践中，我们应该如何避免出现类似情况？

## 第一节　医疗保险沟通的要素

　　医保政策所涉及人员数量、知识文化结构庞大。政策本身所涵盖内容多，涉及经济、数学、医学等各个领域。所以医疗保险的沟通无论是沟通对象还是沟通内容的难度都较大，需要前期准备好基础知识，抓住关键信息才能够在有限的时间内形成有效沟通。

## 一、医疗保险沟通信息要素

### （一）最新的医保政策信息

沟通中需要告知患者最新的医保政策信息。2020 年《中共中央 国务院关于深化医疗保障制度改革的意见》明确"全面建成以基本医疗保险为主体，医疗救助为托底，补充医疗保险、商业健康保险、慈善捐赠、医疗互助共同发展的医疗保障制度体系"。其中医疗保险体系是指社会医疗保险制度，经长期发展（图 5－1），现包括城镇职工基本医疗保险和城乡居民基本医疗保险两大部分。在患者所涉及的保险中，也有商业保险，但商业保险涉及需要医务人员沟通的工作较少。各地医疗保险政策随着经济的发展变化较快并呈现差异化趋势（图 5－2）。其中涉及医疗保险种类、报销比例、报销的疾病种类、门诊和住院医疗保险报销等大量信息，这些信息的有效传播，将直接关系到患者对其医保的认知和后期的报销。

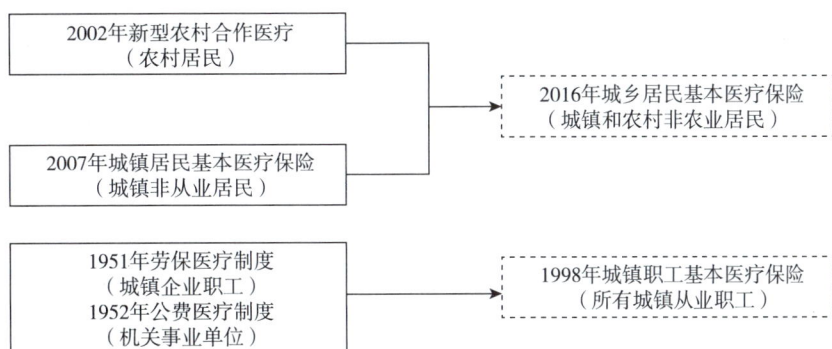

图 5－1　我国社会医疗保险种类演化

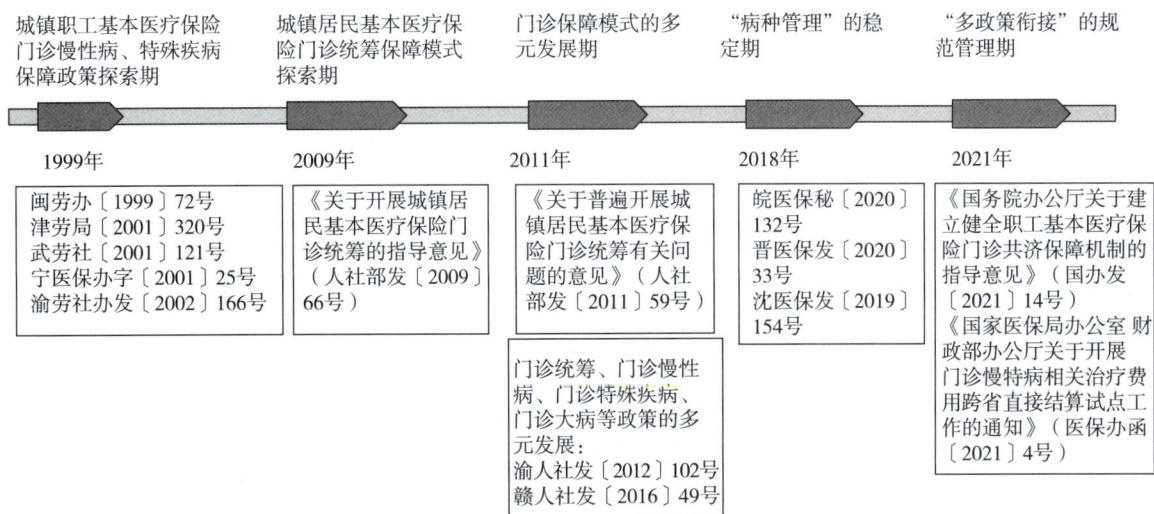

图 5－2　我国社会医疗保险差异化发展

**课堂案例**

案例 5－1　患者购买了城乡居民基本医疗保险，因子宫肌瘤需要入院治疗，与医生展开以下对话。

医生：您可以使用医保报销。

患者：全部报销吗？

医生：一部分报销。

患者：报销多少呢？

医生：每个人不一样。

患者：为什么不一样呢？

医生：很多原因。

**案例讨论** 1. 你认为患者获取了哪些有效信息？

2. 你认为医生应该怎样回答？

案例解析

💡 **素质提升**

担当医保工作职责，共建人民群众健康基石

基本医疗保险的完善程度，是保障人民群众健康的重要基石，也是构建"健康中国"战略目标的重要一环。基于保障人群之间和制度方面存在的差异，我国的社会医疗保险模式主要分为两种，一是城乡居民基本医疗保险，二是城镇职工基本医疗保险。随着覆盖面的不断扩大以及参保人数不断增加，我国呈现出了"全民皆保"的局面，医院作为医保体系的主要载体，与医疗保险机构、患者共处于其间。并且医院是确切落实医保政策、保证参加医疗保险人员的权益、对其进行合理的服务的主体。所以对于医务人员而言，有效的医保沟通不仅能提高医疗服务质量及效率，更能缓解患者"看病难、看病贵"的问题。对于医疗纠纷的缓解、医保基金收支平衡的实现以及医疗机构的未来发展，都具有重要意义。

## （二）清晰的医疗费用明细

在沟通中需要告知患者清晰的医疗费用明细。医院在医保结算过程中所涉及标准复杂，需要医务人员在治疗前、治疗中、治疗后全程告知患者，例如医保结算清单。医保结算清单是指各级各类医保定点医疗机构向医保部门申请结算时提交的数据清单。医保结算清单分为 4 个部分、190 项数据指标，其中基本信息部分 32 项、门诊慢特病诊疗信息部分 6 项、住院诊疗信息部分 57 项、医疗收费信息部分 95 项。这些数据无法完全呈现给患者，所以在即将报销前，医生须知患者所处的报销类型。在治疗用药中，医生需告知患者报销项目，在结算中患者对报销费用有疑问时，需要医务人员清晰地说出各项指标，及费用产生的过程。

🛏 **课堂案例**

**案例 5-2** 医生：您好，您已经办理了特病，所用药物和治疗费用可以报销 60% 以上，其中有几项检查费用不在医保范围内，但监测激素变化对您的病情十分必要。

患者：好的，我清楚了，不过这个药这么便宜，会不会不好？

医生：基本药效可以得到保证，但如果经济允许，您也可以选择价格更高的药。这款价格更高的药对胃部刺激更小，但不属于医保范围。

患者：那我选择刺激小的那款，谢谢！

医生：好的，如果结算费用有什么不清楚可以直接问支付窗口工作人员。

**案例讨论** 以上对话医生传递了哪些有效信息？

案例解析

### （三）简洁的医保结算流程

沟通中需要告知患者简洁的结算流程。当医院医保结算流程随着"互联网＋"的发展逐渐简化，不少地区已经可以实现自动结算。医保自动结算减少了医患沟通的矛盾，提高医疗保险使用效率。但结算流程依然需要医务人员高效地沟通来协助完成。第一，在老龄人口比例较高的情况下，"互联网＋"普及受限，老年患者线上操作困难度较高，当无法通过线上完成时，就需要患者或其家属往返于医院各个科室开具报销材料，流程复杂。第二，同时在慢病、特病等医疗保险购买、使用和报销中程序较为严谨复杂。第三，异地医保报销政策尚未完全统一，相关材料、相关部门、报销时限都需要医务人员详述。第四，随着医保服务种类增加，医保报销方式增多，例如亲人关联账户。这些改变增多了沟通内容，加大了沟通难度。因此医务人员在结算流程的沟通中需要清晰地传递：材料名称、数量、是否原件等要求，以及办理地点、去往路线、联系人及方式，办理流程和时限，并留下咨询电话以方便疑问时能及时反馈（图5-3）。

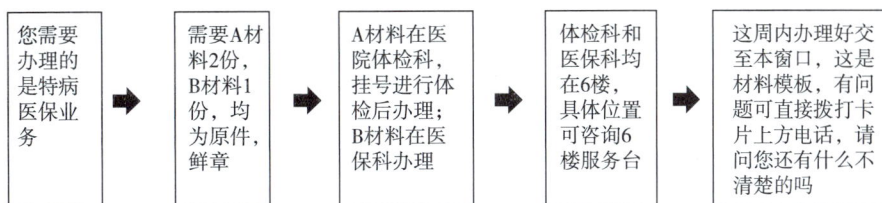

```
┌────────┐    ┌────────┐    ┌────────┐    ┌────────┐    ┌────────┐
│您需要办  │    │需要A材   │    │A材料在医 │    │体检科和  │    │这周内办理好交│
│理的是特  │ ➡ │料2份，   │ ➡ │院体检科，│ ➡ │医保科均  │ ➡ │至本窗口，这是│
│病医保业  │    │B材料1    │    │挂号进行体│    │在6楼，   │    │材料模板，有问│
│务        │    │份，均    │    │检后办理；│    │具体位置  │    │题可直接拨打卡│
│          │    │为原件，  │    │B材料在医 │    │可咨询6   │    │片上方电话，请│
│          │    │鲜章      │    │保科办理  │    │楼服务台  │    │问您还有什么不│
│          │    │          │    │          │    │          │    │清楚的吗      │
└────────┘    └────────┘    └────────┘    └────────┘    └────────┘
```

图5-3　特病医保办理流程示例

## 二、医疗保险沟通情感要素

**1. 尊重患者的利益诉求**　医务人员在医疗保险沟通中要尊重患者的利益诉求。患者利益诉求是其行动的唯一动力。在人际交往和合作中每个人都试图使自身的利益最大化。其中经济利益诉求是患者在医保使用中重要的诉求，所以医务人员应认识患者经济利益诉求的重要性并表示尊重。这是医疗保险沟通的重要因素。沟通中，在了解患者的经济条件、家庭情况，洞悉患者的个人价值观念的基础上，开展治疗方案的协商，对使用特殊检查和昂贵药物进行意见征求，解释用药，宣讲健康教育知识等。

**课堂案例**

**案例5-3**　医生：这几项检查都不在报销范围内，没问题吧？多检查，更全面。

患者：谢谢医生，但是我最近失业，经济情况不大好，想节省一点，最好能报销。

医生：既然来了医院，就全面检查吧，一步到位。

患者：可是……

医生：治疗最重要，您自己考虑吧！

**案例讨论**　在以上对话中医生是否尊重了患者诉求？

案例解析

**2. 坚守患者的治疗目标**　医务人员在医疗保险沟通中要坚守患者治疗目标。随着医保政策逐步的完善，医院作为主要载体，应在医保机构、患者中寻求利益的平衡。当产生医保外的用药、治疗、检查、护理费用时，医生应始终以治疗目标为方向，坚守医德医风，发挥精湛医术，积极和患者沟通最佳治疗方案，告知各项费用的必要性。

**3. 关心患者的情绪反馈**　医务人员在医疗保险沟通中要关心患者的情绪反馈。医疗保险是理性的、量化的，但使用者是感性的、个性化的。不同患者在医疗保险使用中所遇情况不同。医务人员应在理性的沟通后，接受、理解患者的感性反应，并作出沟通调整，使双方达成一致。

# 第二节　医疗保险沟通的影响因素

随着医疗保险制度的不断完善及全民医保的逐步实施，给医院的发展增添了动力。由于医疗保险管理机构的介入，形成了医、保、患三方利益关系，加之医保政策差异、医务人员沟通能力不足、患者自身原因，在医疗保险的沟通中均发挥着重要影响。

## 一、医保政策差异因素

**1. 医保机构审核的局限性和患者病情的复杂性、变化性**　医疗活动是专业性很强的行为。对于医疗方案、处方、检查是否合理的评价，医保部门尚未制订出针对每一种具体治疗手段的评价体系。因此对审核扣款的合理性，医保部门与各家医院之间会出现"各执一词、是非难辨"的局面。此刻，医务人员如何与患者沟通标准差异带来的经费变化就成为医疗保险沟通的挑战，良好的沟通将成为矛盾解决的关键。

**2. 各省份医保政策不一致**　各省份根据自身经济发展、政务信息化程度开展各项医保改革，产生了医保报销种类、比例、方式的差异。这种差异带来的现实问题给医患沟通造成一定影响。突发的重大公共卫生事件提示社会基本医疗保险存在异地就医、异地结算和医保支付困难等多个方面的现实问题，给医院和患者之间的沟通提出了新的任务和挑战（表 5 - 1）。

表 5 - 1　南京、杭州、上海三地门诊特病慢病、医保类别差异

| 类别 | 南京 | 杭州 | 上海 |
| --- | --- | --- | --- |
| 门诊特病/门诊大病 | 恶性肿瘤、器官移植抗排异治疗、慢性肾功能衰竭的透析治疗 | 艾滋病、儿童孤独症、血友病、恶性肿瘤、器官移植抗排异治疗、慢性肾功能衰竭的透析治疗 | 恶性肿瘤、重症尿毒症、器官移植抗排异治疗、部分精神病病种 |
| 门诊慢病 | 高血压、糖尿病等 32 个一类病种，慢性乙肝等 4 个二类病种，系统性红斑狼疮等 5 个三类病种 | 高血压、糖尿病、阿尔茨海默病、帕金森病、冠状动脉粥样硬化性心脏病、慢性肾脏病等 12 个病种 | 未设置门慢待遇类别 |

## 二、医务人员能力因素

**1. 医务人员态度尚不够积极**　医务人员对医保工作职责认识有待提升。从狭义来说，医院的医疗保险办公室一定是医保从业人员，从广义来说，收费处、设备科、人事科包括临床科室也应该是医保从业人员。因为他们参与到了我们医保管理工作的方方面面，而且医保管理工作也不可能离开他们的支持和帮助。所以，无论是临床医生还是医院医保办工作人员或是财务结算人员都应当担负医保沟通的职责。优质的医疗服务是医院工作的出发点和落脚点，良好的医院形象、优质的医疗服务也是做好医院医保工作的核心，是国家医保体系发展的要求，是落实民生政策的必要环节，是社会主义制度优越性的重要体现。实际工作中，因医保体系庞大、发展迅速、配合科室较多，使得医保工作变得复杂，同时患者的不满、医保质量等相关考核的压力难免使医务人员产生畏难情绪。

**2. 医务人员信息掌握不全**　医保信息多更新快。目前参保人员身份有职工、居民、学生、离休、工伤、生育、省外异地等，其政策要求及管理规定不尽相同。医务人员在做好本职工作的同时，还要熟悉各项医保政策、管理规定和要求。医保政策不断调整，在执行时难免会出现偏差，极易造成因医保政策执行不规范引发的医患矛盾。获取医保信息方式单一。目前很多医院在医保信息的宣传中多通过会议、纸质宣传资料等方式，这种宣传方式对理解和记忆难度都较大。目前医保机构和医院在医保信息传播载体上进行了创新，致力于通过图表化、具象化、思维可视化提高信息传播效率，提升传播载体审

美、加强趣味性，更好的符合人对信息接收的规律。并且这些材料可同时运用于医患沟通，提高沟通效率。

**3. 医务人员沟通技能有待提升**　医务人员如何在短时间内将重要的信息在不同的情境中通过合适的表达传递给不同需求的患者，这就需要系统的沟通学习及训练。沟通的学习和训练需要医务人员认识到沟通技能的重要性，发挥主观能动性，并长期坚持。这样才能够运用心理、社会、语言、逻辑等各个学科解决医保沟通中的问题，提升沟通效率，为患者提供更好的服务。

### 三、患者自身因素

**1. 患者文化水平差异**　在医院就医的医保人群因在文化水平上有差异而出现不同的沟通情况。文化水平不高的人群在理解信息方面有困难。文化水平高的人群在对信息解读中主见较多。这些情况在不同的时候，会给沟通带来困扰，很难使双方就医保问题达成一致。同时，年龄、语言、性格等因素使文化水平差异问题在沟通中更加凸显。

**2. 患者医疗保险信息不全**　信息的不对等是造成沟通困境的主要原因。居民在信息的获取中会有来源渠道不官方、咨询不畅通、信息理解记忆偏差等问题。据相关调查结果显示，参保患者对个人缴费标准、单位缴费标准、封顶线、可报销项目等医保政策知晓率分别为 36.5%、30.6%、39.6% 和 40.4%，参保患者对医保政策的知晓率普遍偏低。患者在就医过程中，一旦发生因对医保政策不了解而产生的负面情绪，就会造成沟通困境。

**3. 患者的非理性诉求**　社会医疗保险目前的主要任务是保障全民的基本医疗，不能满足个别患者的过高要求。患者希望医院提供的服务多而个人自付少，而目前医保政策只保障基本医疗，医院只能严格按照医保政策和有限的支付标准进行治疗。在医保使用过程中，患者对医保的非理性诉求将造成沟通中诉求不一致的情况，给医保沟通带来困境。

# 第三节　社区卫生服务与医患沟通实践 🎧微课1

## 一、社区卫生服务相关概念

**1. 社区卫生服务的概念**　社区卫生服务是社区建设的重要组成部分，是在政府领导、社区参与、上级卫生机构指导下，以基层卫生机构为主体，以全科医生为骨干，合理使用社区资源和适宜技术，以人的健康为中心、以家庭为单位、以社区为范围、以需求为导向，以妇女、儿童、老年人、慢性病患者及残疾人等为重点，以解决社区主要卫生问题、满足基本卫生服务需求为目的，融预防、医疗、保健、康复、健康教育、计划生育技术服务等为一体的有效、经济、方便、综合、连续的基层卫生服务。

**2. 全科医疗的概念**　全科医疗是指整合临床医学、生物医学和行为科学，涵盖所有年龄、性别、各个器官系统疾病的医疗。

**3. 基层卫生保健的概念**　基层卫生保健是指以基层卫生机构为主体，全科医师为骨干，合理使用资源和适宜技术，提供第一线的医疗服务、公共卫生服务和卫生防疫服务。

我国基层医疗卫生机构包括村卫生室、乡镇卫生院、社区卫生服务中心。其人员组成包括乡村医生、全科医生、社区卫生医务人员等。基础卫生工作是我国实现初级卫生保健的主要基础。其中我国社区卫生服务是以社区卫生中心或站点为主体，全科医生为骨干，提供融预防、医疗、保健、康复、健康教育、计划生育技术服务等为一体的基层卫生服务。

## 二、社区卫生服务的特点

**1. 主动性服务**　社区卫生服务与专科医疗的最大区别在于主动性服务的特点。不同于专科医疗的坐等患者，社区卫生服务提供的是主动性服务。社区医生不仅要在机构内接诊患者，还要走出诊室到社区、家庭去。社区工作者配备通信工具和交通工具，提供 24 小时呼叫服务、上门服务，主动深入社区、家庭，建立固定的医患关系，进而提供方便快捷的医疗保健服务。社区卫生服务坚持以人为本，以患者为中心。

**2. 持续性服务**　社区卫生服务骨干为全科医师，提供全科医疗。全科医疗以人的健康为中心，承担起人的一生的医疗服务。该医疗根据人的不同生命阶段进行前瞻性的预防和照顾，对任何健康问题都要追踪到底，不论疾病科别。通过转介、住院、专科咨询等方式尽到全程负责。对人从生到死整个生命周期进行陪伴性医疗服务。

**3. 可及性服务**　作为社区成员，社区医生长期生活、工作在社区，关心社区内的每个家庭及成员，了解他们存在的各种健康问题，从心理上、情感上也更容易被患者接受，为可及性服务奠定了良好的基础。对于社区居民来说，社区卫生服务人员是他们可信赖的"责任制家庭医生"，因而可以增加患者的依从性，消除盲目就诊，使患者能够在第一时间享受到优质的医疗保健服务。

**4. 综合性服务**　社区卫生服务是一种"全方位""立体性"的多元化服务模式。从服务范围看，有个人、家庭和社区群体服务；从服务内容看，包括预防、保健、健康教育、计划生育技术指导、医疗和康复等方面；从服务层面来看，有生物层面、心理层面和社会环境层面等；从服务对象来看，有患者、亚健康状态者和健康者。

**5. 协调性服务**　社区卫生服务人员既是"健康管理人"，也是"中间人"。其掌握着社区成员大量的个人、家庭和社区需求的服务信息，当患者需要时，社区服务人员也要利用一切可用的资源，为患者提供最合适的专科医生和机构接受治疗。社区卫生服务的这种协调性服务是非常独特、高效的。

主动性、持续性、可及性、综合性、协调性服务，既是社区服务人员开展社区卫生服务一剂有效的药方，又是医患沟通的重要方式。

## 三、社区卫生服务中医患沟通常用技巧

### （一）居家访视的技巧

居家访视是为了维护和促进个体、家庭和社区的健康而在服务对象家中进行有目的地交往活动。

**1. 居家访视的目的**

（1）开展评估，了解居民的家庭成员健康问题　通过家庭成员健康评估可以及时发现家庭成员健康问题，方便社区服务人员与家庭成员共同制订计划，解决家庭成员健康问题。

（2）开展保健性家庭指导　开展保健性家庭指导，促进家庭成员进行自我保健。

（3）处理家庭成员健康的突发卫生事件　对突发的有传染性的社区患者进行访视、宣教、消毒、院前急救。

（4）对慢性病患者进行连续照顾　对有慢性病患者的家庭建立家庭病床，开展宣教、治疗、护理等服务。

**2. 居家访视的常见步骤**

（1）确立家访的目的　以初次（连续）家访、宣教、治疗、康复、保健等为目的准备访视用品。

（2）联络被访家庭　一般需要预约。在电话中确定被访对象可以接受的访视时间、是否有特殊要

求、出发路线等。

（3）上门访视　上门访视时注意着装，可着白大衣，但在访视有精神病患者、肿瘤患者的家庭时不应穿白大衣。入门进行自我介绍，沟通中关怀尊重患者，建立友好、信任、合作的关系。在倾听的过程中获取家庭及成员的基本资料，如家庭的结构、内部和外部的资源、生活工作环境、生活方式等，确定家庭成员的主要健康问题，建立档案。签订居家访视协议，确定家庭医生、家床服务、慢病管理和连续治疗等。家访中使用患者家的物品时必须征得患者或家属的同意，如厕所、电话等。如需收费的，出示收据或发票。

（4）访视结束　结束访视时，将在患者家里使用过的医疗废弃物装在医疗废弃物专用袋中，如棉球、针筒、纱布、输液器等带回社区卫生服务中心统一处理。认真记录和总结家访中获取的各种资料。有些家庭则可根据具体情况修改护理计划。如果患者需要转诊，则提供给患者最合适的专科医生和机构，让患者接受治疗。

### （二）咨询电话的接诊技巧

社区卫生服务中的接电话也是医患沟通的重要方面。在接电话时一般应做到以下几点。

**1. 认真倾听，并给予回应**　在接电话的过程中，不要随意打断患者的说话，认真倾听，进而能多了解患者相关信息，如病情、病史、病程、治疗等情况。适时给予回应，让患者知道医生在认真倾听中。对患者的问询应采用开放式的问题，如"是怎样的疼法""去哪里看过病""吃过什么药物"等。服务人员尽量说普通话，语速要适中、不要过快，以免患者听不清造成沟通障碍，尤其是老年人，听力比较差，更应控制好语速和音量。

**2. 及时记录**　来电时间、致电者、来电号码、患者家庭地址、主要咨询问题、处理措施等都需要记录在案，以备查询。

**3. 合理回答咨询内容**　社区服务人员要围绕致电者的要求合理给予回答。咨询内容一般与卫生服务有关，如怎么用药、健康咨询、家庭病床的建立、居家访视要求等。根据致电者所述的情况，认真思考分析后给出可能的诊断范围，但不应做出明确诊断，站在患者的角度上合理提出治疗建议，如不要盲目用药、滥用药，如有需要到正规的医疗机构进一步检查和治疗。

### 📖 课堂案例

**案例 5-4**　患者，女性，58 岁。突发胸痛、胸闷和大汗淋漓，被紧急送到卫生服务中心就诊。该中心接诊医生检查初步怀疑为心肌梗死，因此建议患者去上级医院住院治疗。患者及其家属觉得既往有过类似情况，当时都是输液治疗后回家了，因此要求医生给予输液治疗。医生劝告几番无效便让患者签字。患者输完液回家了。不久后，该患者病情复发，因病情过重抢救无效死亡。家属以"社区服务中心耽误治疗"为由把社区卫生服务中心告上了法庭。医生拿出患者和家属当时拒绝去上级医院的签字，认为自己没有不当医疗行为。当法院经过审理后认为患方的签字只针对"患者坚决不同意住院，由此产生的一切后果由患者承担"，而医生却没有告知不住院可能会出现的种种后果，没有履行告知义务或告知不充分，导致患方对不住院的不良后果估计不足。社区卫生服务中心最终败诉。

　　**案例讨论**　1. 以上案例出现问题的原因是什么？

　　　　　　　　2. 请问应该如何避免出现以上情况？

案例解析

# 第四节　客观结构化临床考试与医患沟通技能考核 📱微课2

客观结构化临床考试（objective strucured clinical examination，OSCE）又称临床多站考试（multiples-tation clinical examination，MSE），是一种以客观的方式评估医学生和住院医师临床能力的考核方法，即在模拟临床场景下使用模型、标准化患者（standardized patients，SP），甚至真实患者来测试医学生的临床能力，同时也是一种知识、技能和态度并重的临床能力评估方法。

## 一、客观结构化临床考试概述

### （一）客观结构化临床考试基本模式

**1. 考站设置**　标准化患者考站设置分为长站、短站，时间为5分钟到20分钟不等。依据考试目的、考生人数、考试时间来合理安排长站和短站的数量，做到有的放矢，从2站到20站不等。

考核内容涉及内科、外科、妇科、儿科等科室以及辅助检查（如心电图、X线等影像检查）。学校可根据自身医学教育、国家执业医师考核标准等要求来设置考站，对学生的临床技能操作能力、临床思维能力、沟通交流能力、健康评估能力、健康教育能力等进行考核，标准化病人（SP）参与考核过程。考场布置按照临床科室标准设置诊室、检查室等。以某场OSCE为例考站设置如下（表5－2）。

表5－2　考站设置表

| 站点 | 考核模块 | 考核内容 | 考核时间（分钟） |
| --- | --- | --- | --- |
| SP站 | 病史采集、体格检查 | 采集病史、书写病史 | 30 |
| 内科技能站 | 内科技能操作 | 胸膜腔穿刺术、腹腔穿刺术、肾髓穿刺术、腰椎穿刺术（四抽一，结合病例） | 10 |
| 外科技能站 | 外科技能操作 | 外科洗手、穿手术衣、戴手术套、手术区消毒铺巾、换药术、小夹板固定（结合病例） | 10 |
| 妇产科技能站 | 妇产科技能操作 | 四部触诊、骨盆测量、妇科检查（结合病例） | 10 |
| 急诊技能站 | 急救技能操作 | 心肺复苏术、海姆立克法 | 10 |
| 计算机站 | 辅助检查、病例分析 | 心电图、X线片、CT片、MRI片、化验单阅读 | 10 |

**2. 评价方式**　每一站都有对应的考核表，主考官或SP可给予打分（有些全程视频监控的一样有主考官打分）。其中，SP必须经过一定的培训才能给学生打分。SP打分具有直接体会学生对患者的关心程度、操作是否得当、舒适程度、是否带来额外痛苦这些优势。有条件的学校为了减轻学生的紧张感，也可采用视频监考的方式。也可以采用SP和考官双重打分。有些需要合作的项目也可以考虑加入学生互评的评价方式。考核完成后可以采用问卷调查方式调查学生对OSCE的评价，从而进行更好的改革和完善（表5－3）。

表5－3　OSCE评估评分表

| 项目 | 全部完成（5分） | 部分完成（3分） | 未完成（0分） |
| --- | --- | --- | --- |
| 1. 患者身份识别方式正确 | | | |
| 2. 自我介绍并说明操作目的 | | | |
| 3. 评估生命体征并对判断结果说明理由 | | | |
| 4. 及时关注体温并处理正确 | | | |
| 5. 瞳孔评估方法及结果正确 | | | |
| 6. 对颈部评估方法及结果正确 | | | |

续表

| 项目 | 全部完成（5分） | 部分完成（3分） | 未完成（0分） |
|---|---|---|---|
| 7. 对全身皮肤评估方法及结果正确 | | | |
| 8. 肺部听诊前以手掌捂热听诊器 | | | |
| 9. 肺部听诊顺序及结果准确 | | | |
| 10. 对腹部评估执行视、听、触、叩 | | | |
| 11. 腹部视诊内容全面 | | | |
| 12. 腹部触诊方法及结果判断正确 | | | |
| 13. 对四肢末梢循环评估方法正确并全面 | | | |
| 14. 对面色苍白、乏力问诊正确并全面 | | | |
| 15. 对咳嗽情况问诊方法正确并全面 | | | |
| 16. 对诊疗经过问诊内容全面 | | | |
| 17. 能梳理主要护理问题 | | | |
| 18. 评估过程具有良好的沟通能力 | | | |
| 19. 评估过程思路清晰、逻辑通顺 | | | |
| 20. 评估过程体现人文关怀 | | | |
| 百分制（20×5） | 学生得分： | | |
| | 考官签名： | | |

### （二）客观结构化临床考试与标准化病人

标准化病人（SP）是 OSCE 模式考核中的关键要素，SP 是指经过标准化、系统化培训后，能够准确表现患者的实际临床问题的正常人或患者。SP 的培训质量对 OSCE 的科学性、合理性、准确性有着很大的影响。因此 SP 与 OSCE 是分不开的。在 SP 站考核中，与 SP 的沟通是否有效、高效成为了通过考核的关键。

## 二、客观结构化临床考试应试沟通原则与技巧

考核中设置 SP 站的目的首先是考查学生医患沟通实践能力，面对患者或家属质疑时的应变能力和处理纠纷能力；其次是考查学生对中医诊疗策略的有效沟通运用的能力，中医诊疗中有关热点问题的处理能力；最后是考查学生运用所掌握的专业知识对患者进行健康宣教的能力。

### （一）应试中医患沟通的基本原则

医疾患沟通是作为医生的日常诊疗活动，除了遵循以人为本的原则还必须遵循以下原则。

**1. 诚信原则**　诚信是沟通的基础和根本。在医患沟通中，医方与患方要互相信任，只有赢得患者的信任，患方才能更好地与医方配合。

**2. 平等原则**　平等是做好沟通的前提。随着医学模式转变为生物－心理－社会医学模式，医患关系也随之演变。只有平等对待患方，让对方感受到尊重，才能达成良好的医患关系。

**3. 整体原则**　随着日益激烈的社会竞争、加快的生活节奏，心理障碍等问题日趋突出。在临床工作中，各科医生也逐渐发现许多疾病与心理因素密切相关。医生要对患者的情况全面了解，进而从整体层次进行沟通，提供一个更全面、更整体的医疗服务。

**4. 同情原则**　患者是否愿意和医务人员沟通的关键在于医务人员对患者是否有同情心。患者属于弱势人群，因而更希望得到医务人员的同情。医务人员具有同情心、同理心才能与患者进行有效沟通。

**5. 保密原则**　在涉及隐私的病史采集中，患者不希望别人知道，此时医务人员有责任满足患者的

需求，不得随意泄露患者的隐私，更不能谈论取笑、歧视患者，否则就会严重损伤患者的自尊心，影响进一步的医患沟通。

**6. 反馈原则**　沟通是双向的。医务人员可以采用目光接触、简单地提些问题等方式把所理解的内容及时反馈给患者，仔细观察患者理解的程度，进而使谈话始终融洽。

**7. 共同参与原则**　医务人员要耐心地倾听患者的意见，让患者参与决策。患者对诊疗方案有不清楚的或者有不同的意见，医务人员都应与其及时交流。医务人员了解患者的家庭、生活情况。这对医务人员准确全面地找出病因，制订出有针对性和可行性的治疗措施具有重要的价值。

### （二）应试中的沟通技巧

**1. 建立良好关系**　进入考站考试时，在自我介绍后进行适当的寒暄，用名字或者尊称称呼 SP。过程中注意要请 SP 就坐。

**2. 不要打断对方说话**　医生要在患者讲话中采集到重要信息，因此不要随意打断对方的说话。在医患沟通中，患者应为述说者，医生为倾听者。

**3. 显示关心和真诚**　在与患者的对话中，适时表达出适当的关心，让患者看到医生的真诚。

**4. 采用开放式问题**　在开放式提问中，患者可以用自己的话准确表达自己真实的感受。如果用封闭式提问则有可能会误导患者，进而使患者表达不准确而影响诊疗。

**5. 回应患者**　在患者述说过程中，可以适当给予回应并确定患者听懂。

**课堂案例**

**案例 5 - 5**

| （误） | （正） |
|---|---|
| 入场后先确定 SP。 | 入场后先确定 SP。 |
| 医生：您哪里不舒服？ | 医生：请问您有什么不舒服？ |
| 患者：我也不知道怎么回事，经常头痛，就是昨天先是跟朋友一起去逛街，我那朋友吧（喋喋不休中）。 | 患者：我也不知道怎么回事，经常头痛，就是昨天先是跟朋友一起去逛街，我那朋友吧（喋喋不休中）。 |
| 医生打断：只说哪里不舒服吧。 | 医生听完：您从什么时候开始头痛的？ |
| 患者：我就是头痛。医生，您不知道这头痛它疼起来要人命啊！ | 患者：大概 1 个月前开始的吧。 |
| 医生打断：是针扎似的疼痛吗？ | 医生：也就是说您从 1 个月前就开始头痛的。 |
| 患者：有时候是针扎样的，有时候又不像。 | 患者：对的，医生，是这样的。 |
| 医生：有其他症状吗？ | 医生：您头痛时是什么样的呢？ |
| 患者：有的。 | 患者：针扎样的。 |

案例解析

**案例讨论**　请简要评价案例中的医患沟通。

### （三）客观结构化临床考试与医学人文教育考核评价模式

评价模式是 OSCE 的另一个关键节点，直接决定了医学人文科目在 OSCE 中能否体现出较为理想的信度和效度。实践显示 OSCE 在学生实践能力的评价方面具有良好的效度和信度。医学人文学科有必要借助于 OSCE 的考核模式与临床实践有机融合。

# 目标检测

答案解析

## 一、单选题

1. 以下哪一个选项不是造成沟通困境的主要原因（　　）

    A. 医保政策复杂性　　　　　　　　　　B. 医务人员沟通技能欠缺

    C. 患者的非理性诉求　　　　　　　　　　D. 医患语言不通

2. 在社区卫生服务咨询电话的接诊技巧中不对的是（　　）

    A. 认真倾听，给予回应　　　　　　　　B. 及时记录

    C. 合理回答咨询内容　　　　　　　　　　D. 可以随意打断对方

3. 居家访视时不正确的操作是（　　）

    A. 不用提前联络，直接上门

    B. 访视要先确立目标

    C. 进入患者家后，要立即将这次家访的目的说明，希望得到患者或家属的配合

    D. 在与患者或家属访谈时，要围绕家访的内容，不要去问隐私的问题

4. 与 OSCE 标准化病人沟通中正确的是（　　）

    A. 不用寒暄，直入主题

    B. 听到描述不对立即打断对方

    C. 询问的问题要恰当

    D. 为了避免忘记，想到什么问什么

## 二、多选题

1. 医保沟通中主要信息要素有（　　）

    A. 医保政策信息　　　　　　　　　　　B. 医疗费用明细

    C. 医保结算流程　　　　　　　　　　　D. 医保部门职能

2. 医疗保险沟通情感要素有（　　）

    A. 尊重患者利益诉求　　　　　　　　　B. 坚守患者的治疗目标

    C. 关心患者的情绪反馈　　　　　　　　D. 遵从个人内心喜好

3. 社区服务的特点有（　　）

    A. 主动性服务　　　B. 持续性服务　　　C. 可及性服务

    D. 综合性服务　　　E. 协调性服务

4. 居家访视的目的有（　　）

    A. 开展评估，了解居民的家庭健康问题

    B. 开展保健性家庭指导

    C. 处理家庭成员健康的突发卫生事件

    D. 对慢病患者进行连续照顾

    E. 针对咨询内容不予回答

## 三、简答题

1. 简述社区卫生服务中居家访视常见步骤。

2. 简述医疗保险体系。

3. 简述 OSCE 应试的基本原则。

### 四、案例分析

1. 患者在就诊过程中以"医保钱未用完"为由，要求主治医生超剂量、非适应证范围开药。医生解释处方只能根据病情实际开具，不能违反医保相关政策。患者诉求未满足，生气地吼道"那医保里钱不就浪费了吗，我挣钱容易吗？"请问作为医生应如何面对非理性需求？

2. 患者，男性，28 岁，高烧 40°，咳嗽、咳痰 2 天。你作为接诊医生，请围绕以上简要病史询问该患者的现病史及相关病史的内容。

### 五、实践演练

1. 请画报销比例图。

某省城镇居民医疗保险报销比例参考如下。1. 学生、儿童（18 万元以下）：①三级医院报销比例为 55%；②二级医院比例为 60%；③一级医院比例为 65%。2. 70 周岁以上（10 万元以下）：①三级医院报销比例为 50%；②二级医院报销比例为 60%；③一级医院报销比例为 65%。3. 其他城镇居民（10 万元以下）：①三级医院报销比例为 50%；②二级医院报销比例为 55%；③一级医院报销比例为 60%。

2. 根据社区卫生服务相关概念以及特点，运用居家访视技巧模拟居家访视情景剧。请结合情景思考社区卫生服务电话访视应注意什么？

医患沟通情景剧表演评分标准

| 项目 | 标准/要求 | 权重 | 学生自评 | 教师评价 |
|---|---|---|---|---|
| 社区卫生服务人员正面沟通剧本 | 正确运用居家访视技巧 | 20% | | |
| 社区卫生服务人员反面沟通剧本 | 运用居家访视技巧不当 | 20% | | |
| 团队协作 | 团队协作良好 | 40% | | |
| 表演 | 案例有清晰的是非观和价值观判断，表演流畅 | 20% | | |
| 合计 | | 100% | | |

书网融合……

| 本章小结 | 微课1 | 微课2 | 题库 |
|---|---|---|---|

# 参考文献

[1] 陈世耀，马昕．医患沟通临床实践［M］．上海：复旦大学出版社，2020．

[2] 靳斓．医护礼仪与医患沟通技巧［M］．2版．北京：中国经济出版社，2018．

[3] 周桂桐．医患沟通技能［M］．2版．北京：中国中医药出版社，2017．

[4] 王凤华，石统昆，爻徽．医患沟通实务［M］．北京：化学工业出版社，2022．

[5] 严金海，昌敬惠．医患沟通理论与实践［M］．北京：人民卫生出版社，2021．

[6] 余毅震．医学心理学［M］．武汉：华中科技大学出版社，2020．

[7] 黄晓飞，周军．临床思维与技能训练［M］．北京：科学出版社，2020．

[8] 王岳，官锐园．医患沟通艺术［M］．北京：北京大学医学出版社，2019．

[9] 夏曼，施宏伟．医患沟通［M］．北京：人民卫生出版社，2019．